Maximilian Moser

DIE HEILENDE KRAFT DES VAGUS

Maximilian Moser

DIE HEILENDE KRAFT DES VAGUS

Wie uns der Wundernerv
Entspannung und Gesundheit schenkt

ecowing

Gendererklärung: Im vorliegenden Buch wird darauf verzichtet, bei Personenbezeichnungen sowohl die männliche als auch die weibliche Form zu nennen. Die männliche Form gilt in allen Fällen, in denen dies nicht explizit ausgeschlossen wird, für beide Geschlechter.

3. Auflage

Medieninhaber, Verleger und Herausgeber:
Red Bull Media House GmbH
Oberst-Lepperdinger-Straße 11–15; 5071 Wals bei Salzburg, Österreich
info@at.redbullmediahouse.com

Umschlaggestaltung: Andrea Schneider / diceindustries
Layout und Satz: MEDIA DESIGN: RIZNER.AT
Gesetzt aus der Palatino, Resolve
Lektorat: Elisabeth Skardarasy
Illustrationen und Grafiken im Buch: Lisa Haunschmid
Lithographie: Clemens Ragotzky

Bildnachweis: S. 17 Oleksandr Pokusai / Adobe Stock; S. 21, 166 Axel Kock / Adobe Stock; S. 26 Fritz Zvacek / ÖNB-Bildarchiv / picturedesk.com; S. 32, 37, 45, 46, 47, 48, 56, 58, 60, 63, 81, 107, 115, 182 Human Research Institut (HRI); S. 33 Maiken Nedergaard; S. 43 The Bookworm Collection / Alamy Stock Photo; S. 78, 149, 151 Maximilian Moser; S. 79, 80, 81, 83 Erik Hornung / Theodor Abt / Living Human Heritage Publications; S. 92 Lisa Haunschmid / Shutterstock; S. 180 Sanochron; Autorenfoto S. 205 Sam Straus.
Wir haben uns bemüht, alle Urheberrechte an den in diesem Buch verwendeten Bildern zu klären. Sollte es uns nicht gelungen sein, den Urheber eines Bildes zu ermitteln, bitten wir den Rechteinhaber, sich mit uns in Verbindung zu setzen, damit wir die entsprechenden Anerkennungen und Vereinbarungen treffen können.

Gedruckt bei Finidr in Tschechien
ISBN: 978-3-7110-0333-1

Inhaltsverzeichnis

Einleitung

»Ein ›Wundernerv‹ wird er genannt oder der ›vermutlich angesagteste Körperteil‹, ein Nerv mit Potenzial! Denn dieser zentrale Nerv, einer der zwölf Hirnnerven, wirkt als ein Meister der Selbstberuhigung bei Nervosität und Unruhe«, schreibt die ZEIT in ihrer Online-Ausgabe vom 7.8.2024.[1]

Wie kein anderer Nerv hat der Vagus – und das mit ihm zusammenhängende parasympathische Nervensystem – in den letzten Jahren höchstes Interesse bei gesundheitsorientierten Medizinern gewonnen. Die neuen Erkenntnisse dazu gehen aber noch weit über die von der *ZEIT* angedeutete Nervositätsminderung hinaus! In den letzten Jahren hat sich herausgestellt, dass der Vagus, der längste Nerv unseres Körpers, *das zentrale* Kommunikationsorgan zwischen dem Gehirn und den Körperorganen darstellt und diese beiden auch mit dem Immunsystem verbindet.

Meine eigene Biografie als medizinischer Wissenschaftler ist sowohl räumlich als auch inhaltlich eng mit der Erforschung der Wirkung des Vagusnervs verbunden. An der Karl-Franzens-Universität in Graz, an der ich viele Jahre gearbeitet habe, hat auch Otto Loewi 1921 seine bahnbrechende Entdeckung des Vagusstoffes gemacht. Sein Labor war keine 100 Meter von unserem Institut entfernt. Ein anderes Institut unserer Fakultät unter der Leitung von Prof. Konrad Schauenstein hat intensiv über die Kommunikation zwischen dem Immunsystem und dem vegetativen Nervensystem (dessen Teil der Vagusnerv ist) geforscht, als noch weltweit wenig Interesse an diesem wichtigen Thema bestand. Und unsere weltraummedizinische Forschung führte uns schließlich direkt in die Messung der Vagusaktivität, die von den erfahrenen Weltraumwissenschaftlern als besonders wichtig für die Erhaltung der Gesundheit von Astronauten und Kosmonauten erkannt wurde.

Warum aber sind der Vagusnerv und seine Aktivität so wichtig für den Organismus?

Eine der wesentlichen Eigenschaften des Immunsystems ist es, über Entzündungen Heilungsprozesse im Organismus zu bewirken, Fremdkörper wie Viren, Bakterien und Pilze zu beseitigen und Krebszellen frühzeitig zu eliminieren. Um dies bewirken und Eindringlinge möglichst früh bekämpfen zu können, muss das Immunsystem relativ »scharf« gestellt sein. Andererseits sollte es jedoch gesunde Körperzellen verschonen und nicht beschädigen. Diese feine Balance wird nach neuesten Forschungen über den Vagusnerv gesteuert – er ist das Zünglein an der Waage zwischen zu radikaler und zu schwacher Wirkung des Immunsystems.

Der Vagus verbindet, koordiniert und dirigiert also quasi unser Körperorchester. Er meldet Entzündungen ans Gehirn und beruhigt entzündete Areale. Damit erfüllt er die idealen Voraussetzungen, unsere Gesundheit zu steuern. Er dämpft und beruhigt das Immunsystem, das ohne diese Mediation mit den schädlichen Zellen auch die nützlichen beseitigen würde. Wird die Aktivität des Vagusnervs schwach, wie dies zum Beispiel im Alter der Fall sein kann, so zeigt sich eine erhöhte Entzündungsneigung im Organismus. Und gerade diese hat sich in den letzten Jahren als Ursache vieler chronischer Erkrankungen wie Diabetes Typ 2, Gelenksentzündungen, Arterienerkrankungen und sogar Krebs herausgestellt. Man spricht dabei von *silent inflammation*s oder chronischen Entzündungsherden im Körper. Parallel zum Interesse am Vagusnerv hat sich im Bereich der chronischen Erkrankungen auch die Entzündung als wesentlicher Faktor gezeigt, der zum rechten Zeitpunkt gehemmt werden muss, wenn wir gesund bleiben und viele gute Lebensjahre haben wollen.

In allerjüngster Zeit hat sich noch ein weiterer Aspekt der Vagusaktivität herausgestellt: die Kommunikation des Gehirns mit dem Mikrobiom – den nützlichen Bakterien in unserem Körper. 2023 konnten wir, zusammen mit Arbeitsgruppen der medizinischen Universität Graz, erstmalig zeigen, dass die Vielfältigkeit und damit die Stabilität des Mikrobioms im menschlichen Körper an die Höhe der Vagusaktivität gekoppelt ist. Eine höhere Vagusaktivität war dabei mit einem »gesunden« Mikrobiom verbunden. Auch das Mikrobiom ist ein Hotspot der medizinischen Gesundheitsforschung, da es bei kranken Menschen durchgängig in seiner Vielfalt kompromittiert ist und vor allem die schädliche »Western Diet« (gemeint ist eine kohlenhydrat-, zucker- und fleischreiche industriell basierte Fast-Food-Diät), die mit vielen Erkrankungen verbunden ist, sich gerade durch eine starke Reduktion der Vielfalt des Mikrobioms äußert.

Aufgrund all dieser Forschungsergebnisse stehen die Kenntnis und Förderung der Vagusaktivität daher im Zentrum der »Gesundheitsbildung«, einer Wissenschaft, die in der Medizin und auch im Gesundheitssystem bisher einen sehr geringen Stellenwert hatte. Das vorliegende Buch soll auch einen Beitrag dazu leisten, den Wert der Gesundheitsbildung in der Medizin zu erhöhen und Forschungen auf diesem Gebiet anzuregen. Ich habe mir zudem zum Ziel gesetzt, Ihnen mit diesem Buch die Bedeutung des Vagusnervs für unsere Gesundheit allgemein verständlich zu erklären und Ihnen Werkzeuge in die Hand zu geben, um die Aktivität dieses Gesundheitsnervs zu steigern und ein gesünderes und durch Wohlbefinden ausgezeichnetes Leben führen zu können.

Die Erforschung des vegetativen Nervensystems

Sie kennen sicher die Geschichte von dem Tausendfüßler, der sich elegant durch den Wald schlängelte, durch das Moos, über den Waldboden und die Baumwurzeln. Dies beobachtete der schlaue Fuchs, trabte neben ihm her und fragte harmlos: »Sag, wie machst du das, werter Tausendfüßler, dass du all deine Füße so elegant bewegst, ohne sie durcheinanderzubringen oder ins Stolpern zu kommen?« Der Tausendfüßler hielt kurz inne und dachte nach, wie er das eigentlich wirklich bewerkstelligte. Er konnte es aber nicht erklären und begründen und schüttelte nur unwillig seinen Kopf. Als er wieder loslaufen wollte und nun genau auf die Bewegungen seiner Beine achtete, verhedderte er sich mit dem ersten im zweiten Beinpaar, mit dem vierten im dritten usw. und kam gar nicht mehr vom Fleck. Der Fuchs konnte sich ein Lachen nicht verkneifen, schnappte den Tausendfüßler und fraß ihn auf.

So wie der Tausendfüßler normalerweise nicht nachdenken muss, wie er seine tatsächlich »nur« bis zu 700 Beine bewegt, müssen wir Menschen, solange wir gesund sind, nicht nachdenken, wie wir atmen, wie schnell unser Herz schlägt oder wie unsere Verdauungsperistaltik abläuft. Auch auf die Produktion von Hormonen müssen wir nicht Acht geben. All das macht unser vegetatives Nervensystem, das größte und wichtigste Steuerorgan unserer Lebensabläufe, ganz ohne unser bewusstes Zutun. Es wird aus diesem Grund auch autonomes, also selbstständiges Nervensystem genannt.

Zwei Extremzustände unseres Lebens – die Bewältigung lebensbedrohlicher Gefahren durch Flucht, Kampf oder das Totstellen auf der einen Seite und Schlaf auf der anderen Seite – haben zur Ausprägung von zwei verschiedenen Anteilen unseres vegetativen Nervensystems geführt: Sympathikus und Parasympathikus. Der Vagusnerv, von dem dieses Buch handelt, ist dabei der größte Nerv des parasympathischen Systems, weshalb dieser Name vereinfachend und platzsparend für das gesamte parasympathische System verwendet wird.

Als der dänischstämmige, in Paris wirkende Anatom Jacob Benignus Winsløw (1669–1760) erstmalig das Wort »Sympathicus« in seinem Anatomielehrbuch[2] für die entsprechenden Nervenbahnen im Brustbereich verwendete, glaubte er, damit die anatomische Basis des Mitgefühls von einem Menschen zum anderen entdeckt zu haben. Das altgriechische Wort *sympathein* (συμπαθεῖν) bedeutet folgerichtig »mitfühlen«, »mitleiden« und wurde bereits von Hippokrates verwendet. Tatsächlich hatte er als Erster einen Teil des sympathischen Nervensystems beschrieben, das in Situationen aktiviert wird, in denen erhöhte Leistung, Flucht oder Kampf notwendig werden.

Sympathikus – Lebensretter ohne Rücksicht auf Verluste

Der Sympathikus ist unser Aktivierungs- und Rettungssystem in der Not. Er ist über unsere Sinnesorgane auch an der Warnung vor Gefahren beteiligt, wir können ihn daher auch als »Warnnerv« bezeichnen. Besonders in Extremsituationen nimmt er keine Rücksicht auf Verluste und peitscht den Organismus zu Höchstleistungen an, auch wenn das innere Gefahren mit sich bringt. So erhöht er zum Beispiel die Herzleistung durch eine Erhöhung der Schlagfrequenz, was im Extremfall zu einem unkoordinierten Kammerflimmern mit damit verbundenem Stillstand des Herzens führen kann. Die erhöhte Herzleistung kommt andererseits der Versorgung der Muskeln mit Sauerstoff und Nährstoffen durch verstärkt zirkulierendes Blut zugute, die in Leistungs- und Gefahrensituationen auch wirklich benötigt wird.

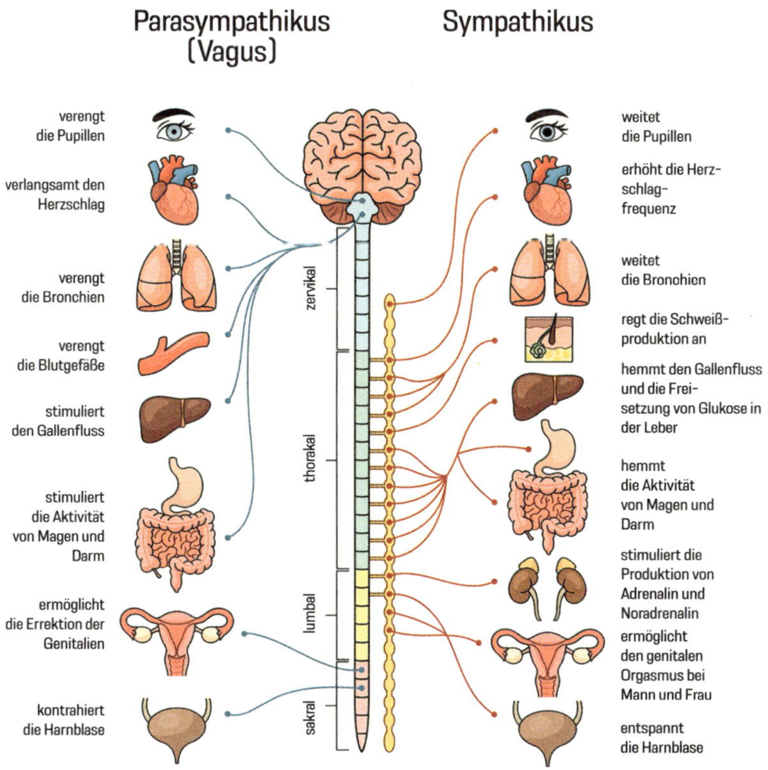

Funktionen von Parasympathikus (Vagus) und Sympathikus, den beiden Ästen des vegetativen Nervensystems.

Bei der Sympathikusaktivierung werden zunächst die Überträgerstoffe Adrenalin und Noradrenalin im Körper freigesetzt. Noradrenalin wird vor allem in den Nervenendigungen freigesetzt, Adrenalin im Mark, also im Inneren der Nebenniere. Beide Hormone erhöhen die Herzfrequenz und den Blutdruck, Energiereserven im Körper werden aktiviert, die Hautgefäße verengt (darum haben wir bei Stress kalte Hände) und die Muskelgefäße erweitert (deshalb können wir schneller laufen oder fester zuschlagen). Auch die Sekretion der inneren Drüsen wird vermindert, um alle Energie des Körpers für die Bewältigung der Situation zur Verfügung zu stellen. Dies bemerken wir vor allem bei den Speicheldrüsen, weshalb der Mund trocken wird, wenn wir unter Stress stehen. Redner, die dauernd am Wassergläschen nippen, stehen offensichtlich unter starkem Stress.

Einige Minuten später beginnt die Cortisolausschüttung, durch die die schlimmsten Effekte der vorgenannten Stresshormone verhindert werden sollen. Wie der Name »Cortisol«, der vom lateinischen Wort *Cortex* (Rinde) abgeleitet ist, bereits andeutet, ist die Nebennieren*rinde* der Ursprungsort des Cortisols. Kurzfristig macht es uns leistungsfähig, wirkt entzündungshemmend und schützt die Organe vor Überlastung. Leider ist ein hoher Cortisolspiegel langfristig auch nicht harmlos, da er zu Wassereinlagerungen mit Gewichtszunahme, schlechter Wundheilung, Konzentrationsstörungen und erhöhtem Blutzuckerspiegel führen kann. Nachts kann das Cortisol, das uns am Morgen aufweckt und für den Tag vorbereitet, zu Schlafstörungen und Ängsten führen und die Gedächtnisbildung stören. Man nimmt an, dass Letzteres verhindern soll, dass wir traumatische Erinnerungen aus extremen Gefahrensituationen behalten, weshalb Cortisol die Bildung von Synapsen im Gehirn und damit das Langzeitgedächtnis hemmt. Menschen, die dauernd unter Stress und Cortisol stehen, haben daher Gedächtnisprobleme und können nicht dazulernen. Könnte das einer der Gründe sein, warum extrem gestresste Menschen immer die gleichen Fehler machen, ohne aus ihnen zu lernen? Wie wichtig wäre dann zwischendurch Zeit für Entspannung!

Vagus – Regeneration und Heilung

Der eigentliche Heiler nach starken Stressbelastungen, wie auch nach dem anstrengenden Alltagsleben, ist jedoch der Vagus. Unter seinem Einfluss erholt sich der Körper, zum Beispiel im Schlaf, die am Tag unterdrückten Rhythmen beginnen wieder zu arbeiten und unser Körper wie ein Musikinstrument zu schwingen. Das Herz kann sich regenerieren und der gesamte Organismus verjüngt sich unter dem Einfluss dieses hilfreichen Nervs. So kann man vereinfacht sagen, dass wir tagsüber altern, nachts aber, wenn wir gut schlafen, ein wenig jünger werden. Unerfreulicherweise ist der Alterungsprozess etwas schneller als der Verjüngungsprozess, sodass wir insgesamt älter werden – unser Tribut an das Leben. Durch Optimierung unserer Schlafqualität, bei der uns der Vagusnerv hilft, können wir jedoch den Verjüngungsprozess so gut wie nur möglich gestalten. Das ist eines der Dinge, die wir in diesem Buch lernen wollen (siehe dazu das Kapitel *Der Tanz des Herzens – die Messung der Herzratenvariabilität*).

Der anatomische Verlauf von Sympathikus und Vagus geht mit ihrer jeweiligen Funktion Hand in Hand. Der Sympathikus (in der obigen Abbildung rot), der uns ja vor Gefahren warnen muss und daher mit den Fernsinnen in Bezug stehen sollte, ist tatsächlich im Kopfbereich mit den großen Sinnen Gehör[3] und Augen[4] in Verbindung. Wenn wir in Wutsituationen sagen, jemand »sieht rot«, so basiert diese Redewendung tatsächlich auf einer physiologischen Beeinflussung bzw. Schärfung des Sehsinnes durch den Warnnerv: Der Sehsinn und der Gehörsinn, beides Fernsinne, die uns entfernte Gefahren früh anzeigen, werden durch den Sympathikus geschärft und besonders empfindlich.

Auch bei Hunger wird der Sympathikus aktiviert, und unsere Sinne werden nicht nur empfindlicher für den Geruch von Essen, sondern auch für das Suchen von Früchten. Da die Aktivierung des Sympathikus in der Regel von unangenehmen Gefühlen begleitet wird, sind wir auch aggressiver, weshalb sich im englischen Sprachgebrauch der Begriff *hangry* (eine Mischung aus *hungry*/hungrig und *angry*/wütend) für diesen Zustand eingebürgert hat. Beobachten Sie sich einmal diesbezüglich und vermeiden Sie Streitsituationen, wenn Sie oder Ihre Gesprächspartner hungrig sind! Nach dem Essen sieht die Welt wesentlich schöner und friedlicher aus und Sie können viel freundlicher über die Ursache des Streits sprechen, weil die Sympathikusaktivierung und das damit verbundene Unwohlsein sich wieder gelegt haben. Aus dem gleichen Grund sollte man einem hungrigen Chef ebenso wie einem hungrigen Löwen eher aus dem Weg gehen und Gehaltsforderungen auf Zeiten des Sattseins, zum Beispiel nach dem Mittagessen, verschieben.

Der Sympathikus läuft dann vom Kopf ausgehend entlang des Rückenmarks und wird in den beiden »Grenzsträngen«, die rechts und links neben den Wirbelkörpern liegen, in die Peripherie verteilt. Das Netzwerk sympathischer Nervenfasern sieht einer Fernsehantenne alter Bauart sehr ähnlich: ein Mittelträger und davon senkrecht ausgehend parallele Nervenbahnen in beide Körperhälften. Da die vegetativen Nerven

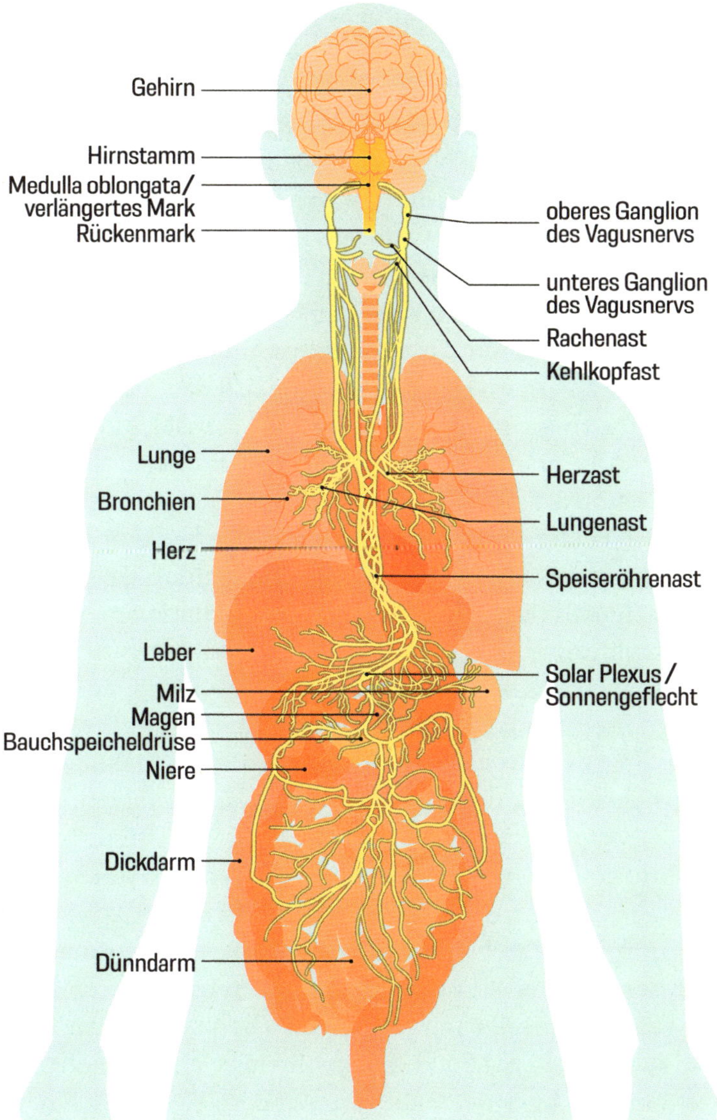

Der anatomische Verlauf des Vagus (parasympathisches Nervensystem, gelb) weist auf seine Bedeutung für den Organismus hin.

nicht nur motorisch wirken, sondern auch Informationen zum Gehirn bringen, also sensorisch funktionieren, ist diese Antennenform des sympathischen Nervensystems als Warnsystem möglicherweise für die beobachteten Wirkungen von elektromagnetischen Feldern bei Menschen mit Elektrohypersensibilität verantwortlich. Das wie eine Antenne aufgebaute Nervensystem nimmt eventuell die Wirkungen elektromagnetischer Strahlung auf und leitet bei Bestrahlung mit elektromagnetischen Feldern ein Warnsignal zum Gehirn, das dann mit einer sympathischen Überaktivierung reagiert: Schweißausbruch, Herzrasen und Unwohlgefühl.[5] Mit diesen Symptomen beschreiben Menschen, die an Elektrohypersensitivität[6] leiden, jedenfalls ihr Erleben von gepulsten elektromagnetischen Feldern. Der Schlaf in der Nähe von hochfrequenten elektromagnetischen Feldern ist beeinträchtigt, genetische Veränderungen können bei chronischer Exposition beobachtet werden.[7]

Im Gegensatz zum Sympathikus treibt sich der Vagus (in der Abbildung gelb) mehr bei den Verdauungsorganen herum. Er versorgt im Kopfbereich Geschmacks- und Geruchssinn, läuft dann entlang der Speiseröhre in den Magenbereich, wo er ein großes Nervengebiet des Solarplexus ausbildet, geht natürlich auch zum Herz (dazu hören wir noch einiges) und zu den Fortpflanzungsorganen, wo er eine wichtige Rolle für die Fruchtbarkeit spielt. Untersuchungen haben gezeigt, dass der Vagus dabei zu über 80 Prozent aus sensorischen, zum Gehirn führenden Nervenfasern besteht, die Informationen über den Zustand des Körpers zum Gehirn übertragen. Nur etwa 20 Prozent der parasympathischen bzw. Vagusfasern sind motorisch, geben also Befehle des Gehirns weiter, der Rest lauscht den Informationen aus dem Körper. Ich denke, dass wir viel von der Funktionsweise unseres Körpers auch für die Gesellschaft lernen könnten: mehr Zuhören und weniger Verordnungen.

Wie bereits erwähnt, bildet der Vagus auch im Bereich der Fortpflanzungsorgane größere Nervenzentren aus. Beide Nerven, Sympathikus wie Vagus, sowie ihre Balance sind für die Zeugung, die Befruchtung und die Einnistung des Eis von großer Bedeutung[8], steuern sie doch auch die hormonelle Situation, die für die Vorgänge wichtig ist. Sehr wahrscheinlich könnte Infertilität durch geeignete Anregung der vegetativen Nerven erfolgreich behandelt werden. Tatsächlich haben Forschungsergebnisse vor einigen Jahren zu entsprechenden Schlussfolgerungen geführt, die aber leider bisher kaum genutzt wurden.[9] Fertilitätsprobleme sind derzeit stark in Zunahme begriffen: Eine befreundete Physiotherapeutin führt Massagen zur Stimulation des vegetativen Nervensystems bei Frauen mit Fertilitätsproblemen nach der Methode von Dr. Libby Weaver[10] durch. Diese Frauen wurden auch angeleitet, sehr auf ihre Entspannung und biologische Ernährung zu achten. In den letzten drei Jahren konnte sie so insgesamt zwölf Frauen zur überraschenden Erfüllung des Kinderwunsches verhelfen, ganz ohne Hormongaben.

Wie alles begann – ein Traum führt zum Nobelpreis

Zu Beginn des 20. Jahrhunderts waren die Anatomie des vegetativen Nervensystems und die Tatsache der Nervenleitung zwar schon bekannt, nicht aber, ob diese Nervenleitung rein elektrisch oder durch irgendwelche Stoffe zustande kam. Alessandro Volta – der italienische Physiker, der die elektrische Batterie entdeckte und nach dem das »Volt«, die Einheit der elektrischen Spannung, benannt ist – hatte 120 Jahre zuvor isolierte Froschschenkel an seine Batterien angeschlossen, was zu Zuckungen der Muskeln im Schenkel führte. Damit hatte er ein starkes Argument für die elektrische Nervenleitung geliefert. Viele Wissenschaftler nahmen daher an, dass der Nerv wie ein elektrisches Kabel vom Gehirn zum Muskel führe und die Aktivität durch rein elektrische Leitung übertragen werde.

Otto Loewi, geboren 1873 in Frankfurt am Main, ein Pharmakologe, der am Beginn des 20. Jahrhunderts zahlreiche interessante Entdeckungen gemacht hatte, war sich dessen nicht so sicher. Nach dem Abschluss seines Medizinstudiums beschäftigte sich Loewi mit dem aufstrebenden Gebiet der Neurophysiologie (Nervenphysiologie). Inspiriert von den Arbeiten damals einflussreicher Wissenschaftler war Loewi fest entschlossen, die komplexen Vorgänge der neuronalen Kommunikation zu erforschen.

Die Entdeckung des »Vagusstoffes«

Seine Wirkstätte war zu diesem Zeitpunkt an der Universität Graz, etwa 100 Meter von dem Institut entfernt, in dem ich 70 Jahre später arbeiten durfte. Leider konnte Loewi zunächst keinen Beweis dafür finden, dass Stoffe an der Nervenleitung beteiligt sind. Seine Intuition sagte ihm jedoch, dass Nerven, und im Besonderen der Vagusnerv, mit dem er sich damals beschäftigte, nicht nur allein aufgrund von elektrischen Impulsen arbeiten konnten. Dazu hatten pharmakologische Substanzen, die auf die Chemie der Nervenfasern einwirkten, eine viel zu starke und differenzierte Wirkung.

Am Karfreitag des Jahres 1921 hatte Loewi dann eine unruhige Nacht. Er träumte den Ablauf eines Experimentes, das ihm im Traum den Nachweis der Beteiligung von chemischen Stoffen an der Nervenübertragung zeigte. Aufgeregt wachte er auf und fand nichts anderes zum Aufschreiben als eine Rolle Toilettenpapier. Hastig kritzelte er Notizen mit einem Bleistift auf das Papier und legte sich wieder schlafen.

Am nächsten Morgen dann ein schlimmer Katzenjammer: Er konnte seine Notizen der Nacht nicht mehr lesen und erinnerte sich auch nicht an den Inhalt seines Traums. Noch nie, so berichtete seine Enkelin anlässlich eines Besuchs unseres Instituts vor einigen Jahren, habe Loewi so sehnsüchtig den Einbruch der Nacht herbeigesehnt wie am darauffolgenden Karsamstag. Er konnte es nicht erwarten, einzuschlafen und hoffte inständig, dass sein Traum sich wiederholen möge.

Und das Wunder geschah: Der Traum wiederholte sich und er sah nochmals das Experiment vor sich, in aller Deutlichkeit und in allen Details. Diesmal wollte sich Loewi nicht mehr auf Notizen verlassen. Da er in der Nähe seines Labors an der Universität Graz wohnte, eilte er, ohne auf die Uhrzeit zu achten – es war drei Uhr nachts –, in sein Institut und führte das geträumte Experiment sofort durch. In dieser Zeit waren Tierversuche in der Pharmakologie noch sehr verbreitet und so präparierte Loewi zwei Froschherzen und füllte sie mit isotoner Kochsalzlösung. Diese Herzen schlagen auch außerhalb des Körpers mit einer bestimmten Schlagfrequenz, etwa halb so schnell wie ein menschliches Herz. Nun stimulierte Loewi, wie er das geträumt hatte, bei einem der Herzen mit elektrischen Impulsen den Vagusnerv, den er vorher präpariert hatte und der zum Herzen führte. Binnen Sekunden verlangsamte sich der Schlag dieses Herzens. Nachdem er einige Minuten stimuliert hatte und das Herz schon fast stillstand, entnahm er die Kochsalzlösung aus diesem Herz und füllte sie in das andere, schneller schlagende Herz, dessen Vagus nicht stimuliert worden war. Sofort begann dieses Herz ebenfalls langsamer zu schlagen! Damit war der Nachweis erbracht, dass es nicht nur direkte Elektrizität war, sondern auch ein Stoff, der vom Vagusnerv ausging und die Schlagzahl des Herzens verringerte. Loewi nannte diesen Stoff »Vagusstoff«, da seine chemische Zusammensetzung zu diesem Zeitpunkt noch nicht bekannt war. Später wurde diese Substanz von einem Freund Otto Loewis, Henry Dale, als »Acetylcholin« identifiziert. Die beiden hatten damit den ersten Überträgerstoff der Nervenleitung, also den ersten Neurotransmitter, entdeckt. Otto Loewis Entdeckung des Vagus-Überträgerstoffes war ein monumentaler Meilenstein auf dem Gebiet der Neurowissenschaften. Mit seinen Experimenten wies er die Existenz chemischer Nervenübertragung nach und löste damit die bis dahin vorherrschende Theorie der rein elektrischen Übertragung ab.

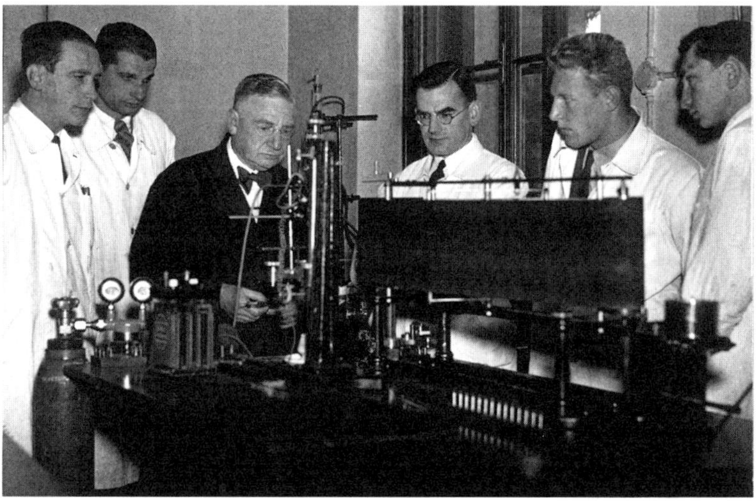

Otto Loewi, der Entdecker des Vagusstoffes, im Laboratorium mit seinen Studenten.

1936, Otto Loewi leitete noch immer das pharmakologische Institut in Graz, erhielt er für diese Entdeckung gemeinsam mit Henry Dale den Nobelpreis für Physiologie oder Medizin. So hatte er das wichtige Experiment, das ihm den begehrtesten Preis der Wissenschaft einbrachte, in der Osternacht geträumt.

Loewis Enkelin berichtete uns, dass er diese Geschichte immer wieder erzählt hatte, als sie noch ein Kind war. 1938 besetzte das nationalsozialistische Regime schließlich Österreich. Im Rahmen der »Gleichschaltung und Säuberung« der Universität wurde Otto Loewi, da er Jude war, einige Monate lang inhaftiert. Erst in letzter Sekunde konnte er ausreisen, nachdem er das Geld des Nobelpreises an das neue Regime gezahlt hatte. Erst 98 Jahre nach seiner Entdeckung wurde die Forschungseinrichtung in Graz zu Ehren von Otto Loewi umbenannt und damit seine »traumhafte« Entdeckung einer verdienten Würdigung unterzogen.

Die Polyvagal-Theorie

Seit 1995 gibt es eine neue Theorie zum Vagusnerv, die der US-amerikanische Psychophysiologe Stephen W. Porges eingeführt hat: die Polyvagal-Theorie[11], die 2007[12] und 2011[13] nochmals erweitert wurde. Porges hatte schon in den 1980er-Jahren, als die klinische Anwendung der Herzratenvariabilität begann, mit seinem mathematischen Auswertungsmodell, das er durch Patentierung einer breiten Anwendung entzog, Kontroversen ausgelöst. Dieses Modell hat sich später nicht durchgesetzt, da seine mathematischen Grundlagen nicht in physiologische Phänomene übertragbar waren.

Die von Porges postulierte Polyvagal-Theorie (sie müsste eigentlich korrekt Bi-Vagal-Theorie heißen) besagt im Wesentlichen, dass es zwei verschiedene Äste des Vagus geben soll, einen entwicklungsgeschichtlich relativ alten, »primitiven« und einen neueren, »intelligenten« Vagus, der die positiven Eigenschaften, die dem Vagus im Laufe der Zeit zugeschrieben wurden, in sich vereinen soll. Nur bei Säugetieren sollte dieser zweite, intelligente Vagusast entwickelt sein, nicht jedoch bei Reptilien oder Fischen. Diese Theorie wurde vor allem von

Psychologen mit großer Begeisterung aufgenommen, da sie ein Verständnis ermöglichen könnte, warum bei Traumapatienten häufig eine überschießende Vagusaktivität zu beobachten ist, eine Art Totstellreflex. Diese wäre dann ein Anzeichen für einen regressiven Rückzug zum frühen (und unintelligenten) Vagus durch das Trauma, so die Psychologen.

Leider konnten weder die Entwicklungsbiologen noch die Neurowissenschaftler die von Porges angenommenen evolutionären und neurophysiologischen Grundlagen bestätigen, sodass die von Porges gewählte Polyvagal-Theorie als nicht stichhaltig betrachtet werden muss[14], dies zeigt auch eine ausführliche aktuelle Widerlegung der Annahmen von Porges.[15] Im Gespräch mit zwei führenden Neuroanatomen konnte ich ebenfalls keine Bestätigung der Polyvagal-Theorie feststellen, nur bedauerndes Kopfschütteln und den Hinweis, dass es keinerlei Beleg für zwei entwicklungsgeschichtlich verschieden alte Teile des Vagus gebe, und die von Porges behaupteten Vagusäste im Gesichtsbereich anderen Nervensystemen als dem Vagus zuzuordnen seien.[16]

Die vernachlässigte Kraft des Schlafs

Nicht umsonst wird unsere Gesellschaft als »Leistungsgesellschaft« bezeichnet. Zahlreiche Autoren haben gezeigt, dass wir handeln, als wären wir von einem »Tempo-Virus« befallen[17], dass Leistungsanforderungen und der damit verbundene Stress vollkommen überbewertet werden und dass das Zeitsparen höchst kontraproduktiv sein kann[18]. Andere Autoren plädieren als Gegenmodell für eine »Entdeckung der Langsamkeit«[19] oder überhaupt für weniger Aktivität[20].

Der Herzinfarkt, eine Krankheit, deren Ursache sehr viel mit Stress und Überbelastung zu tun hat, wurde zeitweilig auch als »Managerkrankheit« bezeichnet, weil sie fast schon eine Auszeichnung des klassischen Managers darstellte – eine Art »Willkommen im Club«. »Ich bin im Stress« galt und gilt als ausreichende Entschuldigung für knappe Kommunikation und mangelndes Interesse an anderen Menschen. Insgesamt betrachtet, wurden im Laufe der Zeit durch sogenanntes »Zeitmanagement« zahlreiche Puffer wie Kaffeepausen, Gespräche mit anderen Mitarbeitern, Pausen im Nachtdienst von Ärzten und überhaupt Zeiten, in denen Menschen beschaulich ihrer Tätigkeit nachgehen konnten, systematisch entfernt oder verkürzt und rationalisiert und, noch schlimmer, durch bürokratische Tätigkeiten wie Dokumentation oder Qualitätsmanagement ersetzt. Das Ergebnis entspricht in keiner Weise den versprochenen positiven Erwartungen, wie Sie vielleicht selbst schon erfahren haben. Langsam stellen immer mehr Menschen fest, dass Effizienz nicht durch Zeit- und Qualitätsmanagement beliebig steigerbar ist, dass soziale Kompetenz und sinnvolle Betätigung wichtiger für den beruflichen Erfolg sowie das erlebte Lebensglück sind als eine schnelle Karriere und rücksichtsloses Handeln.

Es erscheint vor diesem Hintergrund verständlich, dass auch die Physiologie und Medizin sich über viele Jahre vorwiegend mit der menschlichen Leistungsfähigkeit und ihren Bedingungen beschäftigt hat. Einer meiner Lehrer, der Chronobiologe Gunther Hildebrandt, meinte dazu, dass wir heute in der Medizin vorwiegend eine »Physiologie des Tages« hätten und dass eine »Physiologie der Nacht« mindestens ebenso wichtig wäre, um die menschliche Gesundheit richtig zu verstehen.

Erst in den letzten Jahren wurde die Bedeutung des Schlafs in der Medizin immer mehr erkannt. Die neuen Erkenntnisse haben aber bis heute kaum Eingang in die ärztliche Praxis gefunden. So weiß man, dass Tumore bei schlafgestörten Tieren wesentlich rascher wachsen als bei solchen mit gutem Schlaf. Doch welcher Krebsarzt fragt seine Patienten, ob sie wohl gut schlafen und was er oder sie tun könne, um diesen Schlaf zu verbessern? Guter Schlaf kann nicht nur gegebenenfalls vor einer Krebserkrankung und vor kardiovaskulären Erkrankungen schützen, sondern verbessert auch das Gedächtnis, die kognitive Performance, die körperliche Leistungsfähigkeit, die Aufmerksamkeit und die Stimmung, stellt also einen umfassenden »Gesundmacher« dar. Schlechter Schlaf verkürzt die Telomere (die Endstücke der Chromosomen, die diese zusammenhalten), fördert Entzündungen und beeinträchtigt die Tätigkeit der Immunzellen. Medikamentöse Schlafhilfen können im Falle von Psychosen oder Depressionen kurzfristig hilfreich sein, sind aber für chronische Schlafstörungen keine gute Lösung, wenn man die Gesamtgesundheit in Betracht zieht. In einer Studie mit jeweils über 10.000 Patienten stieg die Sterberate, je nach Stärke der Schlafmedikation, um das Drei- bis Fünffache (!), die Wahrscheinlichkeit von Krebserkrankungen stieg um 35 Prozent, je nach Dosis der Dauermedikation. Die meisten medizinischen Arbeiten, die heute über den Schlaf berichten, stellen als Erstes die Behauptung auf, dass die Wissenschaft nicht wisse, was die Funktion und Bedeutung des Schlafs sei. Angesichts der überwältigenden Befunde der gesundheitsfördernden Wirkung des Schlafs ist diese Behauptung ziemlich unverständlich.[21–32]

Guter Schlaf ist durch eine hohe Vagusaktivität charakterisiert. Man könnte den Vagusnerv sogar als den »Steuermann des Schlafs« bezeichnen. So wie der Schlaf durch rhythmische Wechsel zwischen verschiedenen Phasen wie REM-Schlaf und Non-REM-Schlaf geprägt ist (wir werden auf diese gleich nochmal zurückkommen), ist auch die Aktivität der vegetativen Nerven durch solche rhythmischen Wechsel charakterisiert. Insbesondere in den Tiefschlafphasen ist der Vagusnerv aktiv und erzeugt die rhythmischen Schwingungen, die Regeneration und Heilungsprozesse immer begleiten.[33] Im Gegensatz zum Vagus ist die Aktivität des Sympathikus nicht rhythmisch-musikalisch, sondern eher stochastisch, das heißt, zufällig, chaotisch.

Der Schlaf ist ein geheimnisvoller Zustand, keineswegs ein passives, inaktives Dahindösen, sondern ein aktiver Prozess, der in zwei wesentliche Phasen gegliedert ist: Ziemlich bald nach dem Einschlafen fallen wir in eine Ruhigschlafphase, die beim gesunden Schläfer die meiste Erholung des Tages bringt. In dieser Phase öffnen sich Lymphgefäße im Gehirn, die eine »chemische Reinigung« desselben bewirken.[34] Es schwingt nun in ganz langsamen Rhythmen, die auch in den Gehirnströmen beobachtet werden können. Stoffwechselprodukte, die Alzheimererkrankungen, Parkinson etc. verursachen können, werden ausgeschwemmt und das Gehirn

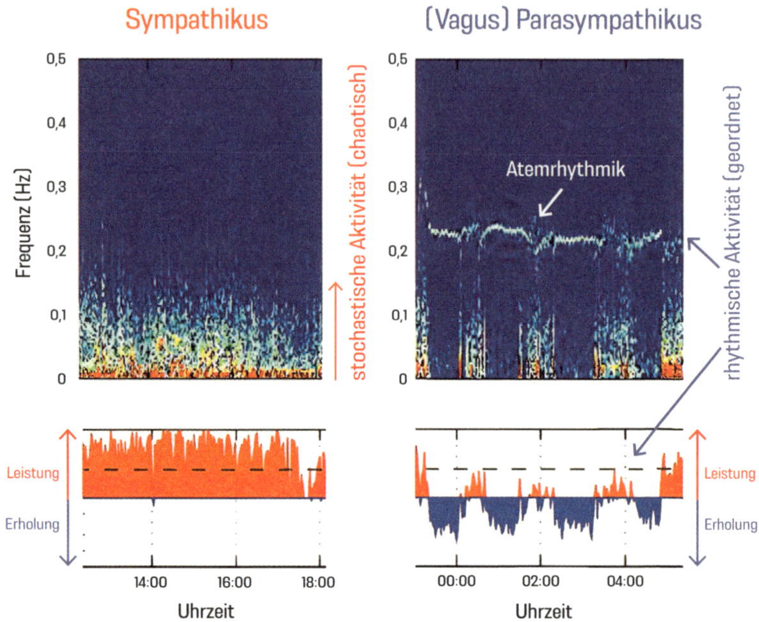

Frequenzanalyse der Sympathikusaktivität (chaotisch) und der Vagusaktivität (rhythmisch-musikalisch) in den Herzschlagrhythmen.

wird gereinigt. Noch vor wenigen Jahren war nicht bekannt, dass es dieses »glymphatische System« gibt, und der Hinweis auf Lymphgefäße im Gehirn hätte die Anatomieprüfung im Medizinstudium mit einem Rauswurf beendet. Erst um 2012 hat man das glymphatische System entdeckt, das nur beim lebenden Gehirn und nur während des Schlafs geöffnet ist, und derzeit wird intensiv an diesem Selbstreinigungssystem unseres Gehirns geforscht.[35–38]

In dieser ersten Ruhigschlafphase werden auch Wachstumshormone aktiviert, die den Zellen des Immunsystems das Startsignal für Vermehrung und Aktivität geben. Damit ver-

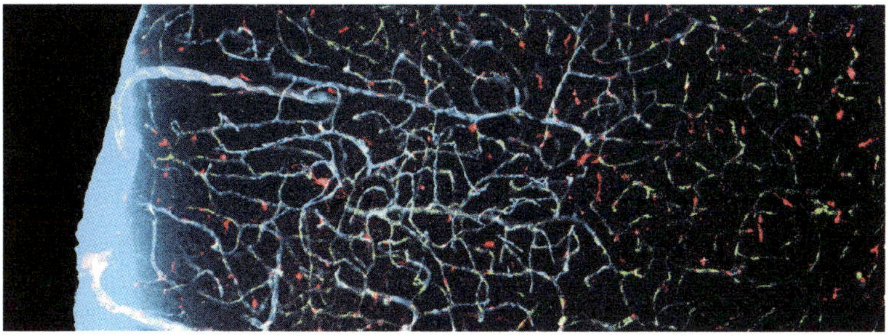

Das »glymphatische System«, reinigende lymphatische Gefäße im Gehirn, wurde erst um 2012 entdeckt, da es beim toten Gehirn und tagsüber geschlossen ist. Es öffnet sich in den Ruhigschlafphasen und spült das Gehirn nachts durch.

stärkt sich die Tätigkeit des Immunsystems und unsere körperliche Abwehr wird aktiviert. Deshalb haben unsere Vorfahren den Schlaf vor Mitternacht, der heute meistens etwas verspätet stattfindet, auch für besonders wichtig erachtet. Auch die »Entmüdung« unseres Körpers schreitet in dieser Zeit am stärksten voran.

Auf die Tiefschlafphase folgt eine sogenannte »REM-Phase«, die nach den schnellen Augenbewegungen benannt ist (Rapid Eye Movement), die während dieser Phase auftreten. Die REM-Phase ist mit der Bildung des Langzeitgedächtnisses verbunden. Wird sie gestört, kann dies Störungen des Langzeitgedächtnisses zur Folge haben. Wir können auch davon ausgehen, dass in dieser REM-Phase die Tagesereignisse geordnet werden. Das erleichtert dem Gehirn den Zugriff auf Situationen, aus denen es für die Zukunft etwas lernen kann. Die Ordnung der Tagesereignisse ist ein aktiver, energieverbrauchender Prozess, weshalb der REM-Schlaf auch von einer höheren Herzfrequenz begleitet wird und dem Wachzustand ähnlicher ist als dem Tiefschlaf. In dieser Zeit finden auch die meisten Träume statt und wenn wir in einer REM-Phase geweckt werden, können wir uns am besten an unsere Träume erinnern.

Was passiert nun nach dieser jeweils ersten Tiefschlaf- und REM-Phase weiter? Die beiden Phasen wechseln einander, bei ausreichender Schlafdauer, insgesamt fünfmal ab. Jeder der fünf Schlafzyklen, die beim gesunden Schlaf insgesamt auftreten, besteht aus einer Reinigungsphase, in der auch die Vagusaktivität ansteigt, und einer Ordnungsphase, in der der Sympathikus stärker wird. Jeder Zyklus dauert etwa 90 Minuten, sodass insgesamt sieben bis acht Stunden Schlaf als normal gelten können. Es wird zunächst immer gereinigt, dann geordnet – wie auch bei einem guten Hausputz. Die Zeit der Reinigung (Tiefschlafphase) wird gegen Morgen immer kürzer, die Zeit der Ordnung (REM-Schlaf) immer länger. Die Ordnungsphase ist wie gesagt auch diejenige, in der wir lebhaftere Träume haben (REM-Phase). Am Morgen haben wir dann ein wesentlich besser geordnetes und frisch gereinigtes Denkorgan. Aus diesem Grund empfehle ich bei Seminaren auch immer, ärgerliche E-Mails, die am Abend einlangen, nicht sofort zu beantworten, sondern bis zum nächsten Morgen damit zu warten. Sie ersparen sich selbst viel Ärger, wenn Sie solche E-Mails mit einem frisch gereinigten und gut geordneten Gehirn beantworten.

Der Tanz des Herzens – die Messung der Herzratenvariabilität

Erst in den letzten Jahren wurden Teile der medizinischen Wissenschaft auf die hervorragende Bedeutung der Vagusaktivität für die Regeneration aufmerksam und beschäftigten sich mit dieser in immer mehr wissenschaftlichen Arbeiten. Heute (2024) existieren über 61.000 wissenschaftlich geprüfte Arbeiten in *Medline* (der größten medizinischen Literaturdatenbank), die im Titel oder Abstract das englische Wort für

»Herzratenvariabilität« enthalten. Das ist deutlich mehr als zum Beispiel über das Thema Mammografie (44.000), aber bei Weitem weniger als für den Terminus »Herzinfarkt« (298.000). Letzteres ist wohl noch eine Reminiszenz der Ausrichtung der medizinischen Forschung auf Leistung und Sympathikus.

Jedes Jahr kommen etwa 4.000 neue Arbeiten zum Thema *heart rate variability* in *Medline* dazu. Was erzählt uns diese »Herzratenvariabilität« nun aber über unsere Gesundheit? Sie ist vorwiegend ein Maß für die Aktivität des Vagusnervs. Man kann zwar durch geeignete Berechnungsvorgänge auch die sympathische Aktivität und die vegetative Balance darstellen, doch steht die Aktivität des Vagus unmittelbar mit der Stärke der Herzratenvariabilität, insbesondere ihres schnellen Anteils, in Verbindung.[39] Wie dies genau verknüpft ist und wie man die Vagusaktivität aus der Herzratenvariabilität berechnen kann, werden wir im nächsten Kapitel erfahren.

Musik des Körpers

»Jede Krankheit ist ein musikalisches Problem – die Heilung eine musikalische Auflösung. Je kürzer und dennoch vollständiger die Auflösung, desto größer das musikalische Talent des Arztes.«

Friedrich von Hardenberg – Novalis (1772–1801)

Musik spielt in unserem Körper eine große Rolle – sie findet sich in unseren biologischen Rhythmen, dem Zusammenspiel verschiedener Organfunktionen und auch in den Regenerations- und Heilungsvorgängen wieder. Der Dichter Novalis hat dies im Eingangszitat sehr treffend charakterisiert: Jede Krankheit kann als ein musikalisches Problem verstanden werden und die Gesundheit als eine gelungene Symphonie.[40] Bei all diesen rhythmischen Vorgängen spielt der Vagusnerv eine große Rolle. Man könnte ihn als den »musikalischen

Nerv«, den »Dirigenten« bezeichnen, der für Heilung und Regenerationsprozesse verantwortlich ist. Aber warum wird dieser Nerv dann in der Medizin bisher so wenig beachtet? Der Grund dafür liegt wohl darin, dass seine Aktivität bis vor Kurzem nur schwer messbar war. Während man die Stärke der Sympathikotonie, also den Zustand, in dem das Gleichgewicht zwischen Sympathikus und Parasympathikus zugunsten des Sympathikus verschoben ist, zumindest grob aus dem Cortisolspiegel im Speichel oder aus der Konzentration der Überträgerstoffe der sympathischen Nerven abschätzen konnte, war die Aktivität des Vagusnervs nur schwer zu bestimmen. Dies änderte sich, als 1978 in der Zeitschrift *Science* ein Artikel erschien, der den Zusammenhang zwischen dem Ausmaß der schnellen Herzratenvariabilität und der Vagusaktivität nachwies.[41] Von da an wurden immer mehr Untersuchungen angestellt, die die Bedeutung der Herzratenvariabilität für die Messung der vegetativen Aktivität sichtbar machten.

Die Herzratenvariabilität ist die Veränderung der Pausenlänge zwischen zwei Herzschlägen. Sie kann relativ einfach über ein EKG gemessen werden. Man unterscheidet verschiedene Frequenzbereiche dieser Herzratenvariabilität.

Die Atemrhythmik, auch respiratorische Sinusarrhythmie, RSA oder HF-HRV genannt

Das Auf und Ab des Herzschlags kann schnell erfolgen, zum Beispiel alle 4 Sekunden, synchron mit der Atmung. Dann spricht man von der »Atemrhythmik« des Herzschlags oder von »respiratorischer Sinusarrhythmie«. Diese Schwingung wird vom Vagusnerv gesteuert, der schnellere Schwingungen erzeugen kann als der Sympathikus. Die RSA tritt vorwiegend bei Erholungsvorgängen und in Entspannung auf. Das Herz »lehnt« sich hier sozusagen an die Atmung an. Sie können diese Atemrhythmik im Herzschlag selbst beob-

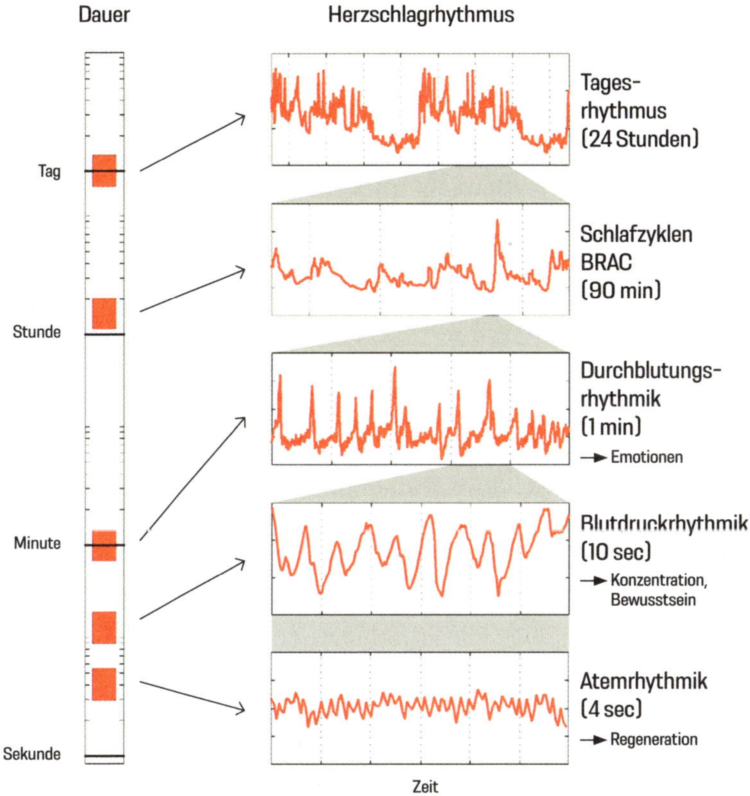

Der Herzschlag als Spiegel der Körperrhythmen: Unser Herz schlägt, solange wir gesund sind, nicht gleichmäßig, es tanzt im Rhythmus der anderen Organe! Aus der Stärke der Atemrhythmik des Herzschlags (unten) lässt sich die Vagusaktivität bestimmen.

achten, wenn Sie einen Finger auf den Puls am Handgelenk legen und tief und langsam ein- und ausatmen: Beim Einatmen wird der Puls etwas schneller, beim Ausatmen langsamer. Je größer der Unterschied zwischen Ein- und Ausatmen, desto stärker ist Ihre Vagusaktivität und damit Ihre Regulationsfähigkeit!

Die Blutdruckrhythmik, auch Hering-Traube-Mayer-Wellen oder LF-HRV genannt

Diese Rhythmik hat eine Periodendauer von ca. 10 Sekunden, hier können Sympathikus oder Vagus aktiv sein, je nach Atemfrequenz. Bei langsamer Atmung (10 Sekunden Atemzugsdauer) ist es vorwiegend der Vagus, bei normaler und schneller Atmung eher der Sympathikus. Diese Rhythmik tritt bei mentalen Anstrengungen und Bewusstseinsvorgängen auf, etwa beim Lösen von Rechenaufgaben, konzentriertem Lesen oder beim Halten von Vorlesungen oder Reden etc. Das Herz schwingt hier mit dem Blutdruck mit, wenn es mental anstrengend wird. Hier muss Bewusstseinsarbeit geleistet werden, um zum Beispiel eine mathematische Aufgabe zu knacken. Nach dem Einschlafen und in den Tiefschlafphasen der Nacht, wenn unser Bewusstsein ausgeschaltet ist, verschwindet diese Rhythmik als Erste. Ein Verschwinden dieser Schwingung am Tag unter mentaler Belastung kann auch bedeuten, dass wir von der Aufgabe oder von unserem Lebensstress überfordert sind: Die Blutdruckrhythmik des Herzschlags zeigt uns also einen Bereich erfolgreicher Stressbewältigung an – Hans Selye, der Begründer des Stresskonzeptes, das eigentlich aus der Mechanik kommt, würde diese Phase als »Eustress« (»schöner« bzw. guter Stress) bezeichnen.[42] In dieser Eustress-Phase hoher sympathischer Aktivität fällt uns auch das Lernen besonders leicht. Wir können uns Dinge leicht merken und diese lange behalten. Wenn wir in die Disstress-Phase kommen, mit zu hoher und chronischer Stressbelastung, setzt jedoch eine Cortisolproduktion und damit eine Gedächtnislöschung ein.

Die Durchblutungsrhythmik, auch VLF-HRV genannt

In dieser Rhythmik spiegelt sich die Durchblutungsrhythmik (Dauer: ca. 1 Minute) der peripheren kleinen Gefäße, also der

Arteriolen, im Herzschlag. Die peripheren Gefäße werden nämlich nicht kontinuierlich durchblutet, sondern im Wechsel rhythmisch ein- und ausgeschaltet, was über den Sympathikus geschieht, der die Gefäßweite steuert. Sie können das an sich selbst beobachten, wenn es draußen kalt ist: Die Haut der Hände zeigt dann Muster von dunkleren und helleren Flecken, je nach Hautdurchblutung. Nach etwa 1 Minute haben die Orte der hellen Flecken gewechselt, weil nun andere Gefäße geöffnet sind usw.

Die langsame Durchblutungsrhythmik ist auch bei Emotionen verstärkt.[43] Das kann in Traumphasen, die ja meist besonders emotional geprägt sind, aber auch im Wachzustand, wenn Emotionen uns innerlich bewegen, beobachtet werden. Wer kennt nicht das Gefühl, im Gesicht rot zu werden, wenn eine peinliche Situation entsprechende Emotionen auslöst? Das ist ein Ausdruck dieser plötzlich verstärkten peripheren Durchblutung, die von einer subjektiven Hitzeempfindung begleitet wird. Umgekehrt wird die periphere Durchblutung gedrosselt, wenn wir erbleichen.

Emotionen haben also nicht nur metaphorisch mit Kälte oder Wärme zu tun. Das Herz schwingt hier mit der Durchblutungsrhythmik und bildet sie in der Herzschlagfolge ab.

Der Basale Ruhe- und Aktivitätszyklus (BRAC)

Ebenfalls bildet sich der Basale Ruhe- und Aktivitätszyklus (BRAC) der Herzratenvariabilität im Herzschlag ab. Dieser Begriff wurde ursprünglich aus der Schlafforschung entwickelt, weil er im Schlaf, wo keine störenden Einflüsse sind, besonders gut beobachtbar war.[44] Er beschreibt den rhythmischen Wechsel zwischen Phasen geringerer und Phasen höherer Herzfrequenz. Es ist gleichzeitig der Wechsel zwischen Phasen höherer Vagusaktivität (Non-REM) und solchen geringerer Vagusaktivität bzw. verstärkter sympathischer Aktivität

(REM-Phasen). Ihr rhythmischer Wechsel wird in der Schlafmedizin als »Schlafarchitektur« bezeichnet und ist eines der Merkmale eines guten Schlafs. Bald nach der Entdeckung des BRAC stellte sich heraus, dass auch tagsüber ein solcher Zyklus abläuft und in der Aufmerksamkeit sowie in der Müdigkeit von Menschen beobachtet werden kann. Der BRAC kann auch gut genutzt werden, um die Tageseinteilung der Arbeit vorzunehmen, zum Beispiel 90 Minuten Arbeit, 15 Minuten entspannende Pause.

Für die gelernten Mediziner war die Erkenntnis, dass eine hohe Variabilität ein Ausdruck von guter Vagusaktivität und damit guter Gesundheit sei, nur sehr schwer verständlich. Wenn bei einem Automobil etwas wackelt oder schwingt, so ist dies normalerweise ein Hinweis darauf, dringend eine Werkstätte aufzusuchen. Leider hat die Medizin ein ähnliches Bild vom menschlichen Körper. So wurde auch die Herzratenvariabilität lange Zeit als die »häufigste und gutartigste« Herzrhythmusstörung gesehen und in kardiologischen Büchern entsprechend dargestellt.[45] Da die Variabilität bei jungen Menschen größer ist als bei alten, glaubte man, dass die hohe Variabilität Zeichen eines nicht ausgereiften vegetativen Systems sei, das durch entsprechende Reifung im Laufe des Lebens zu einer immer geringeren Variabilität des Herzschlags führe. Welch ein Irrtum! Dieses Schwingen des Herzschlags, der Tanz des Herzens, ist ein Zeichen von Vitalität und darum natürlich bei jungen Menschen größer als bei älteren. Tatsächlich nimmt die Variabilität des Herzschlags im Lauf des Lebens ab. Durch gesunde Maßnahmen – wie zum Beispiel mäßiges Laufen oder Wandern[46], Omega-3-Fettsäuren in der Ernährung, Entspannungstechniken und Ähnliches[47] – kann die Variabilität und damit die Vitalität der Menschen wieder zunehmen. Starrheit des Herzrhythmus ist also kein Schicksal, der Rhythmus kann wieder aktiviert werden. Andererseits führt eine ungesunde Lebensweise zu einem frühzeitigen Versiegen der Anpassungsfähigkeit des Herzens, die sich in verringerter Variabilität äußert. So hat man bei Bleivergiftungen[48], beim Einatmen von Feinstaub[49, 50] und bei ungesunder Ernährung[47] eine vorzeitige Abnahme der Herzratenvariabilität festgestellt.

Lebendig ist, was schwingt

Interessanterweise können aber auch sehr alte Menschen eine erstaunlich hohe Herzratenvariabilität aufweisen. So zeigte sich, dass die Variabilität bei 100-Jährigen oft über der von 60-Jährigen liegt. Eine Alterskurve der Variabilität zeigt meist eine U-förmige Ausprägung: Bis etwa zum 65. Lebensjahr nimmt die Variabilität ab, danach paradoxerweise wieder zu. Eine mögliche Erklärung dafür wäre, dass Menschen, die eine geringe Variabilität und damit Vitalität aufweisen, schon relativ früh versterben. Die mit hoher Variabilität bleiben übrig und werden dann 90 oder 100 Jahre alt. Es wäre natürlich auch möglich, dass dieser Effekt durch das Pensionsalter zustande kommt, das etwa bei 65 Jahren liegt. Durch die Entspannung in der Pension könnte ebenfalls eine Zunahme der Vagusaktivität erfolgen. Allerdings erklärt die letztere Hypothese nicht, warum die Zunahme in den Studien auch mit 80 noch weitergeht. Die gute Nachricht wurde bereits genannt: Eine niedrige Herzratenvariabilität ist kein Schicksal, sondern kann durch richtigen Lebensstil in Lebendigkeit und damit Variabilität verwandelt werden – eine Motivation, möglichst bald mit entsprechenden Übungen zu beginnen!

Wie aber kann die Variabilität richtig und valide gemessen werden? Leider existieren hier verschiedenste, teils nicht verlässliche Verfahren und unser Institut hat sich lange Zeit mit der Auswahl der besten Möglichkeiten befasst.

Im Gegensatz zum derzeitigen medizinischen Langzeit-EKG, bei dem das elektrische Signal des Herzens mit etwa 100 bis 500 Hertz abgetastet wird und vor allem auf die *Form* der Herzströme im EKG Bezug nimmt, ist für die genaue Bestimmung der Herzratenvariabilität eine viel größere *zeitliche* Genauigkeit notwendig. Wir verwenden zu diesem Zweck Abtastraten von 8.000 Hertz für unsere Form des EKGs, um auch kleinste Veränderungen der Variabilität genau und ohne Abtastfehler erfassen zu können. Auch werden die Elektroden bei der Messung der HRV nicht immer an den genau gleichen Stellen wie bei klinischen EKG-Messungen angeklebt, da die Zeitpunkte der R-Zacken, also der höchsten Ausschläge der Herzströme, die wichtigste Information darstellen, nicht die Form des EKGs. Aus diesem Grund wird versucht, die R-Zacken möglichst deutlich zu erfassen.

Das stärkste elektrische Feld unseres Körpers

Das Herz ist der stärkste elektrische Generator im Körper. Die Herzmuskelfasern erzeugen kurz vor ihrer mechanischen Kontraktion gemeinsam ein elektrisches Feld, das auch an der Brust, an Armen und Beinen gemessen werden kann – durch das Elektrokardiogramm (EKG). Dieses elektrische Feld ist von einem magnetischen Feld begleitet, das so stark ist, dass es mit empfindlichen Messgeräten viele Meter weit, auch außerhalb des Körpers, gemessen werden kann.[51] Das elektrische Feld des Herzens ist etwa zwei- bis fünfhundertmal stärker als das der Gehirnströme (die mit einem Elektroenzephalogramm, EEG, gemessen werden). Daher ist es nicht ausgeschlossen, dass wir den Herzschlag unserer Mitmenschen in irgendeiner Weise wahrnehmen können. Tatsächlich wurde in Studien beim gemeinsamen Singen[52] oder auch zwischen Mutter und Kind[53] eine Synchronisation (Gleichzeitigkeit bzw. Abstimmung) des Herzschlags verschiedener Menschen beobachtet, ohne dass wir heute wissen, wie dies genau funktioniert.

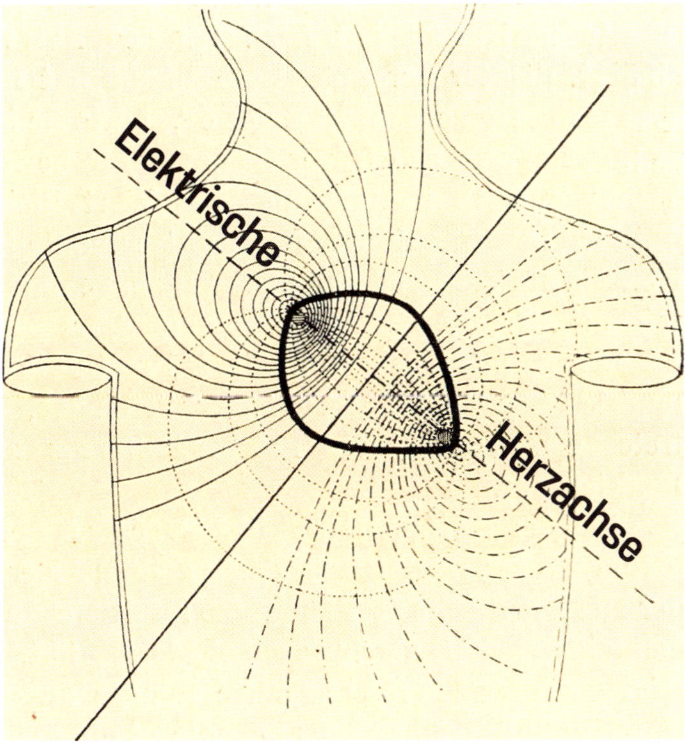

Der Schlag des Herzens wird vom größten elektrischen und magnetischen Feld unseres Körpers begleitet, hundertmal stärker als das Feld unseres Gehirns. Es kann aus einigen Metern Entfernung gemessen werden. Können Menschen den Herzschlag anderer unbewusst wahrnehmen?

Dieses elektrische Feld des Herzens wird nun mit einem kleinen Messgerät (ChronoCord) 8.000-mal pro Sekunde abgetastet, um seinen Verlauf genau zu erfassen. Die stärkste während eines Herzschlags beobachtete Zacke wird als »R-Zacke« bezeichnet. Sie begleitet die Kontraktion der linken Hauptkammer des Herzens. Schlägt das Herz schneller, so sind zwei aufeinanderfolgende R-Zacken näher beisammen, die Pause dazwischen wird kürzer. Schlägt es langsamer, so entfernen sie sich voneinander, die Pause wird länger. Beim gesunden und vitalen Herzen wechselt das kontinuierlich: Bei jedem Einatmen schlägt es ein wenig schneller, bei jedem Ausatmen ein wenig langsamer. Dies beruht auf einem »Gating«-Effekt der Atmung im Atemzentrum des Stammhirns auf die Vagusaktivität, wie später noch genauer ausgeführt wird. Die Abstände der aufeinanderfolgenden R-Zacken werden nun genauestens gemessen und es entsteht eine Zeitreihe der Abstände von einem R zum nächsten. Im Laufe eines Tages werden so mithilfe einer Langzeitmessung etwa 100.000 Herzschlagabstände bestimmt.

Die Änderungen dieser Herzschlagabstände (= Herzratenvariabilität) sind für die Bestimmung der Vagusaktivität von besonderer Bedeutung: je schneller die Änderungen, desto stärker die Vagusaktivität. So kann diese Vagusaktivität im Laufe des Tages kontinuierlich bestimmt werden, viel einfacher als bisher, als die sympathische Aktivität anhand von Hormonen wie Cortisol bestimmt werden musste. Durch die Aufzeichnung eines genaueren Langzeit-EKGs mit dem Chrono-Cord-Gerät muss kein Blut oder Speichel mehr abgenommen werden und es steht nicht nur eine punktuelle Messung zur Verfügung, sondern eine kontinuierliche, dauernde Messung ist möglich. Mit dem Langzeit-EKG können unterschiedliche Aktivitäten der jeweiligen Stärke der Vagusaktivität zugeordnet werden und die Auswirkung von Tätigkeiten oder Interventionen auf den Vagus kann sofort überprüft werden. Insbesondere in der Beratung von Klienten zu ihrem Tagesablauf ist dies von großer Bedeutung, da die erholsame oder

Berechnung der Herzrhythmusflexibilität

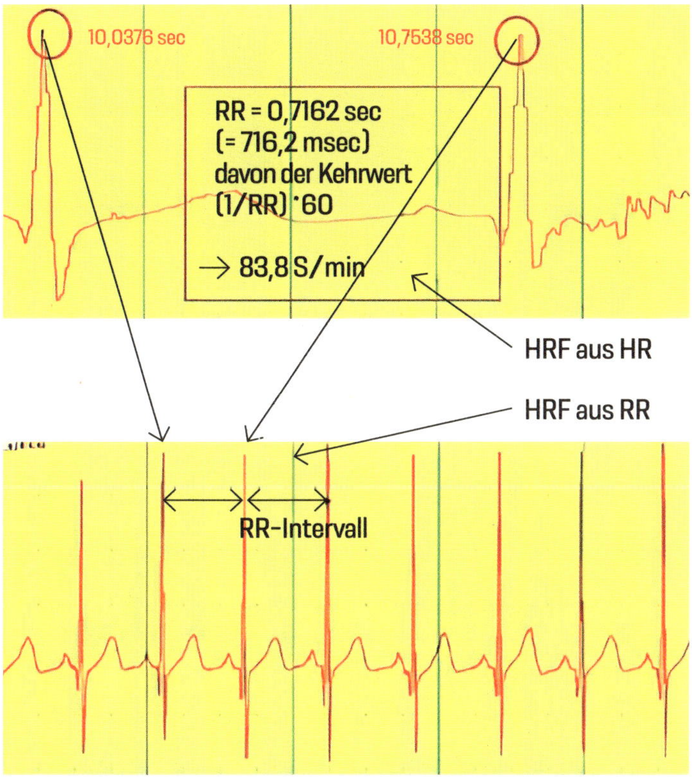

Jede R-Zacke des EKGs markiert den Zeitpunkt eines Herzschlags. Die Abstände zwischen zwei Zacken erlauben die Bestimmung der Herzfrequenz. Diese momentane Herzfrequenz ändert sich fortlaufend, was durch die rhythmische Aktivität der vegetativen Herznerven von Vagus und Sympathikus verursacht wird. Diesen »Tanz des Herzens« bezeichnet man als »Herzratenvariabilität« oder noch treffender als »Herzrhythmusflexibilität«.

belastende Auswirkung der Tätigkeit anhand der Vagusaktivität anschaulich gezeigt werden kann (siehe Abb. Seite 46, *Messung der Vagusaktivität*).

Messung der Vagusaktivität

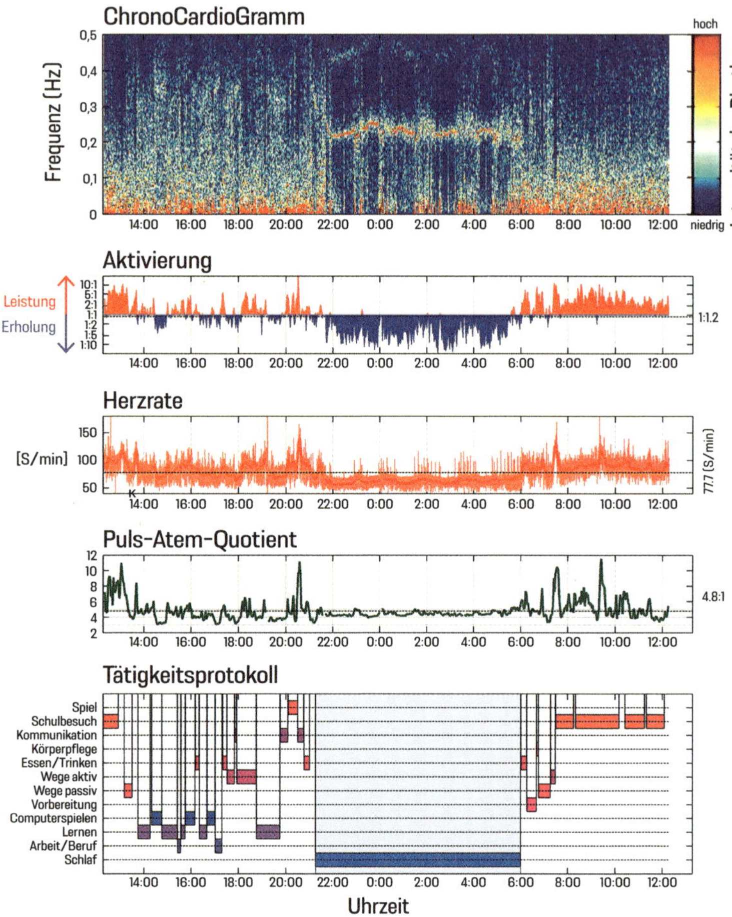

Messung durch ein miniaturisiertes Langzeit-EKG (ChronoCord) und Resultat über 24 Stunden: 100.000 Herzschläge werden im Laufe des Tages aufgezeichnet und aus den Variationen der Pausen zwischen den Herzschlägen werden vegetative Parameter berechnet, unter anderem die Vagusaktivität.

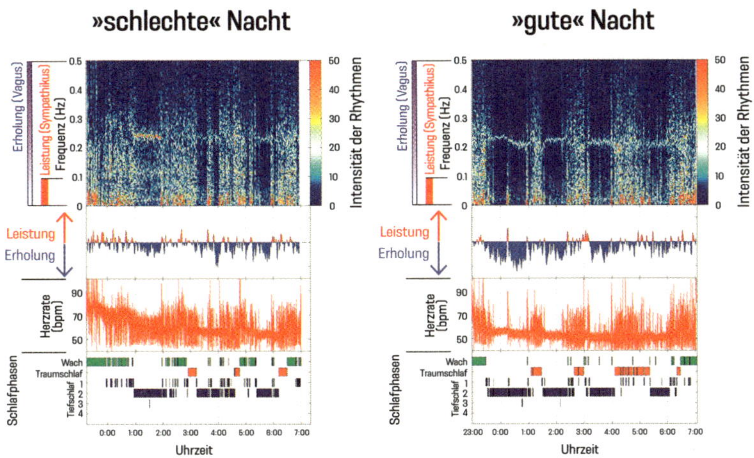

Die Qualität des Schlafs drückt sich im sogenannten »ChronoCardioGramm« sehr gut aus: Bei der untersuchten Person in einem Schlaflabor ist der Schlaf in der ersten Nacht sehr unruhig: Die Sensoren stören, eine Kamera filmt das Geschehen, die Schwester sieht beim Fenster herein, ob man wohl gut schläft (linkes Bild). Dieselbe Versuchsperson ist dann in der zweiten Nacht sehr müde und schläft einen guten und rhythmischen Schlaf (rechtes Bild).

Messung der Gesundheit im Weltraum

Im Oktober 1991 hatten wir in unserer Arbeitsgruppe alle Hände voll zu tun: Eine große Zahl von Daten aus unserem Projekt in der Raumstation MIR war uns übermittelt worden und wir sollten insbesondere die Schlafdaten einer Analyse zuführen, um eine Beurteilung des Gesundheitszustandes der Kosmonauten während des Flugs zu ermöglichen. In der herkömmlichen Medizin wird Gesundheit ja normalerweise nicht gemessen. Ein Patient wird erst dann interessant, wenn er einen »Befund« aufweist, also Symptome einer definierten Erkrankung. Ein gesunder Mensch ist »o. B.« – ohne Befund – und damit für den Arzt eigentlich unsichtbar. Aus diesem

Grund fanden unsere weltraummedizinischen Partner auch die Messung der Herzratenvariabilität besonders interessant, da sie eine kontinuierliche Beobachtung des Gesundheitszustandes ermöglicht, die die klassische Befundungsmedizin nicht kennt. Kosmonauten dürfen ja nicht krank werden, da es im Weltraum meist keine Ärzte gibt. Deshalb ist die Überprüfung und Erhaltung ihrer Gesundheit von besonderer Bedeutung.

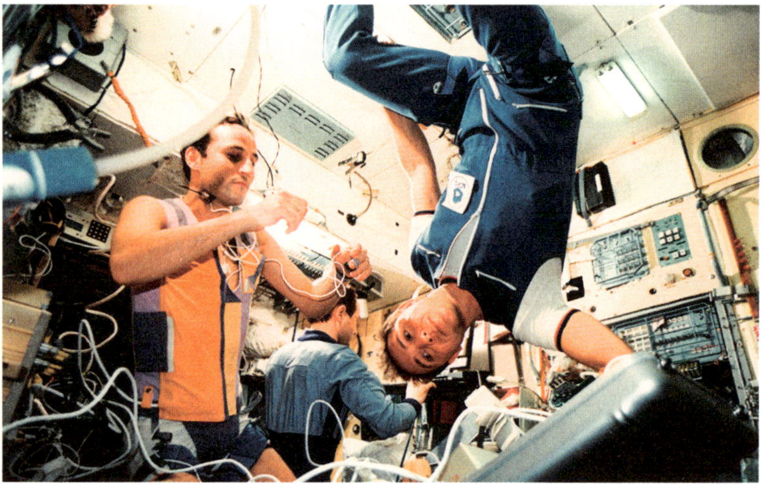

Messung der Vagusaktivität im Weltraum: Der österreichische Kosmonaut Franz Viehböck (links) trägt hier die von uns entwickelte Sensorjacke, die auch die Vagusaktivität, hier in Schwerelosigkeit, misst. Neben ihm schwebt Alexander Volkov, der Leiter der Kosmonautenausbildung.

Beim Betrachten der Kurvenzüge der Tausenden von Messpunkten, die wir während der Nacht im Weltraum gewonnen hatten, kam mir plötzlich die Einsicht, dass ihr Verlauf den Wellenzügen von Sprach- oder Musikdaten sehr ähnlich ist. Was also, wenn wir das Herz für sich sprechen ließen, sodass wir seine Musik hören könnten? Oder wenn wir zunächst die

Sprache des Herzens visuell analysieren würden? In der Sprachanalyse verwendet man die Methode der Spektralanalyse, um die unterschiedlichen Vokale und Konsonanten der Sprache unterscheiden zu können. Dabei werden die verschiedenen Frequenzen der Sprache in einem Diagramm in ihrem Zeitverlauf dargestellt, es entsteht ein Bild des Sprachablaufs.

Es war schon 01:00 Uhr nachts an diesem Februartag 1992 und als Chronobiologe hätte ich eigentlich schon im Bett sein müssen. Doch die Idee, dass diese Methode die Sprache des Herzens bildlich darstellen könnte, faszinierte mich so sehr, dass ich sofort begann, die Schlafdaten mit einem Programm der Sprachanalyse zu analysieren. Nach zwei weiteren Stunden hatte ich das erste Bild der Musik des Herzens vor mir und war tief ergriffen, dass ich nun erstmalig beobachten konnte, wie sich die unterschiedlichen Schlafphasen im vegetativen Nervensystem auswirkten. Die Tiefschlafphasen waren blau und strahlten Ruhe aus, die Traumphasen waren bewegter und wurden in gelblich-rötlichen Tönen dargestellt. Insgesamt hatte man den Eindruck, dass der Schlaf aus ruhigen und bewegten Phasen bestand, die sich etwa alle zwei Stunden abwechselten.

Damit sind Sprache und Musik des Herzens mit den Methoden der Spektralanalyse visuell darstellbar und können analysiert werden wie unsere menschliche Sprache. Unser Institut hat diese Methode dann weiterentwickelt und als sogenanntes »ChronoCardioGramm« Ärzten und interessierten Therapeuten verfügbar gemacht. Dieses Verfahren wurde in den weiteren zehn Jahren der Raumstation MIR (»Friede«) für alle Kosmonauten angewandt, um ihre Gesundheit zu messen und fand Eingang in das regelmäßige Untersuchungsprotokoll der Kosmonauten.

Die Methode der Herzratenvariabilität ist derzeit noch wenig standardisiert, da sehr unterschiedliche Messverfahren von Ärzten verwendet werden – vom einfachen Langzeit-EKG bis zu komplexen stationären Messgeräten mit hoher Aufzeichnungsgenauigkeit, aber ohne die Möglichkeit, im Alltag zu messen. Wir haben aus diesem Grund unsere eigenen Messgeräte mit sehr hoher Aufzeichnungsgenauigkeit und mobiler Messmöglichkeit entwickelt (ChronoCord), da wir am Markt keine geeigneten Optionen gefunden haben. Nach der genauen Aufzeichnung mit 8.000 Hertz sind noch eine Reihe von Schritten notwendig, um die etwas unregelmäßig anfallenden Messwerte auf gleichen Abstand zu bringen und Störungen, etwa durch lockere Elektroden oder leichte Herzrhythmusstörungen, zu beseitigen.

Danach werden einerseits Standardparameter berechnet, wie sie von der dafür eingerichteten kardiologischen Taskforce vorgegeben sind[54], andererseits haben wir eigene sehr schnelle und robuste Parameter entwickelt und publiziert, mit denen die Vagusaktivität im Zeitverlauf und auch gemittelt dargestellt werden kann[39].

Vom Weltraum in die Klinik

Die »vegetative Narbe«

Seit der Einführung der Herzratenvariabilität zur Messung der Vagusaktivität in unserer Arbeitsgruppe hat sich diese Methode in vielen Anwendungsfällen als sensibler und verlässlicher Indikator für die Messung der körperlichen und seelischen Gesundheit bewährt.

Schon während unserer weltraummedizinischen Forschungen stieg in mir der Wunsch auf, die dort gewonnenen Messmethoden und Ergebnisse auch zum Nutzen von Patienten auf der Erde anwenden zu können. Zu diesem Zeitpunkt war ich noch stärker an klinischer Forschung interessiert und so ergab es sich eines Tages, dass ich das Buffet unseres Institutsgebäudes aufsuchte, um meine Lebensgeister mit einem Kaffee zu stärken. Am Buffet traf ich einen alten Freund aus der Studentenzeit, der inzwischen Klinikarzt geworden war, und wir plauderten über unsere Arbeit. Als ich ihm von unseren Messungen der Herzratenvariabilität im Weltraum erzählte, war er sofort hellwach.

Wenige Tage später waren wir bereits bei seinem Klinikchef eingeladen, wo wir die ersten Überlegungen für die Anwendung unserer Messmethode bei Patienten der psychiatrischen Klinik besprachen. Die Idee war, dass bei Depressionen und Angsterkrankungen so etwas wie eine »vegetative Narbe« besteht, eine Verletzung des vegetativen Nervensystems, die dann zu den klinischen Symptomen wie Herzrasen, Angstgefühlen und Depressionen führen könnte. Erste Messungen bestätigten diese Erwartungen und bald bahnten sich Kooperationen mit bekannten Psychiatrieprofessoren aus Deutschland und den USA an. Ein Forschungsprojekt des österreichischen Wissenschaftsministeriums beflügelte unsere Arbeiten und ermöglichte es, einige Mediziner, Physiker und Biologen in unsere Arbeitsgruppe zu integrieren.

Bald darauf waren wir an der Johns Hopkins University eingeladen und publizierten gemeinsam mit unseren Kollegen in den besten Journalen der Psychiatrie.[55–58] Die Arbeiten werden auch heute noch zitiert und bilden die Basis von zahlreichen Forschungsvorhaben zur Untersuchung der vegetativen Situation bei Patienten mit Angsterkrankungen und Depressionen. Wir konnten nachweisen, dass die vegetative Regulation bei psychiatrischen Erkrankungen tatsächlich gestört ist und dass das nicht zu allen Tageszeiten, sondern vor allem in der Nacht der Fall ist. Eine chronobiologische Messung über 24 Stunden war daher wichtig, sonst fand man die vegetative Narbe nicht. Auch wir machten am Beginn den Fehler, nur zu bestimmten Tageszeiten zu messen, erst als wir auch Nachtmessungen einsetzten, konnten klare Unterschiede zwischen gesunden Menschen und Patienten in der vegetativen Regulation herausgearbeitet werden. Obwohl wir eigentlich nur diagnostische Verfahren anbieten konnten, wurde mir klar, dass die Patienten unsere Messungen sogar als Therapie erlebten. Eines Tages erzählte mir die Physikerin, die die Messungen vor Ort durchführte und betreute, dass eine vor einigen Tagen gemessene Patientin mit manisch-depressiver Erkrankung sie gefragt habe, wann sie denn wieder eine Messung machen dürfe, da »diese sie so sehr beruhigt hatte«. Biofeedback ist eine Methode, mit der man physiologische Messungen zur therapeutischen Beeinflussung von Körperparametern wie zum Beispiel den Blutdruck oder die Herzfrequenz verwendet. Mit Biofeedback kann man tatsächlich eine therapeutische Wirkung erreichen, die möglicherweise auch bei unseren Messungen und bei der Beobachtung der Patientin eine Rolle spielte.

Drogenentzug und vegetative Regulation

Bald darauf interessierten sich Rehabilitationseinrichtungen wie der österreichische »Grüne Kreis« für unsere Arbeit und wir saßen in einem Therapie-Bauernhof mit einer Gruppe von jungen Drogenentzugspatienten zusammen, die bereit waren, für uns Langzeitmessungen an sich selbst durchzuführen und ihre Nachbehandlung über Wochen und Monate zu verfolgen und zu dokumentieren. Auch bei Drogenabhängigen nach dem Entzug zeigte sich eine starke Beeinflussung der vegetativen Balance in Richtung Sympathikus, unsere Messungen ermöglichten es, die Betreuenden rechtzeitig zu warnen, wenn sich eine Entgleisung der Klienten anbahnte. Diese Arbeit führte zu Publikationen in der renommierten medizinischen

Zeitschrift *The Lancet* [59] und anderen Fachzeitschriften[60, 61], in denen wir zeigen konnten, dass die Schmerzempfindlichkeit mit der subjektiv empfundenen Nervosität als Ausdruck der sympathischen Übererregung ansteigt. Deshalb nehmen Patienten im Entzug kleine Störungen der Körperbefindlichkeit wesentlich stärker wahr und reagieren wesentlich stärker als gesunde Personen.

Ich hielt auch Vorträge in dieser Gruppe von jungen Menschen, in denen ich auf die Bedeutung des vegetativen Nervensystems und die mögliche Stärkung der vegetativen Regulation durch balneologische Therapien, etwa durch Kneipp-Kuren, hinwies. Bereits damals wusste ich, dass Baden im kalten Wasser zwar zunächst den Sympathikus anregt, aber im Nachklang längerfristig den Vagus stärkt. Dies ist die Grundlage der gesamten Bäder- und Klimaheilkunde, die mit dem Wechsel von Kälte und Wärme als Basis der Therapie arbeitet. Eine Woche später hörte ich bereits aus dem Grünen Kreis, dass es eine freiwillige Gruppe gäbe, die vom Bauernhof jeden Morgen zum nahen Fluss pilgerte und durch kalte Bäder ihr Vegetativum stärkte. Die Gruppe erlebte eine deutliche Verbesserung ihrer Symptome nach dem Entzug durch die tägliche Kneipp-Therapie. Berührende Momente in einem Leben als Wissenschaftler!

Leider endete die Zusammenarbeit mit den Kliniken der Psychiatrie danach, da mein Kollege, auch aufgrund seiner interessanten Forschungsergebnisse, Leiter zunächst einer Abteilung und dann einer großen Klinik wurde und nur mehr wenig Zeit für wissenschaftliche Arbeit hatte. Ich selbst begründete und wurde Leiter eines Joanneum Research Instituts, das sich in den folgenden Jahren mit der Weiterentwicklung der Herzratenvariabilität und der vegetativen Messungen beschäftigte. So entstanden neue Forschungsprojekte, wie zum Beispiel eine Untersuchung des Tagesverlaufs von Stress bei

Schülern, die interessante Erkenntnisse über die unterschiedliche Stressbelastung in verschiedenen Schulstunden und bei verschiedenem Lehrpersonal brachte. In den meisten weiteren Projekten brachten wir aufgrund der Erfahrungen in unserer klinischen Forschung circadiane, also 24-Stunden-Messungen ein, da die Antwort des Körpers auf die gleichen Reize zu verschiedenen Tageszeiten ganz unterschiedlich sein kann. Diese Erkenntnis wird noch viel zu wenig in der Medizin genutzt, weil es sich auch gezeigt hat, dass Medikamente, die zum Beispiel auf das Vegetativum wirken, am Abend eine völlig andere Wirkung als am Morgen haben.

Von der Klinik in die Prävention

Das Sprechen von Gedichten lässt den Vagusnerv erklingen

Eines der faszinierendsten Kapitel unserer Forschungsgeschichte ist wohl die Entdeckung, dass das Herz über den Rhythmus des Vagusnervs zum Klingen gebracht werden kann. Dies ist nicht nur metaphorisch gemeint, sondern es gelingt wirklich, dem Herzschlag akustische Klangstrukturen sehr tiefer Frequenz durch geeignetes Atmen oder Sprechen einzuprägen – über die Rhythmen des Vagusnervs, die durch diese Form des Atmens entstehen. Wir können also unser Herz zu einem Musikinstrument machen und darauf spielen! Da diese Rhythmen unterhalb des menschlichen Hörbereichs liegen (Wale und Elefanten könnten sie hören) müssen sie musikalisch um einige Oktaven transponiert werden, um für uns hörbar zu werden. Lassen Sie mich berichten:

Unsere Beschäftigung mit der Kunsttherapie hatte durch die Anfrage des Kunsttherapeuten Dietrich von Bonin begonnen, der Messungen mit unseren Geräten machte. Eines Tages zeigte er mir die Ergebnisse von Messungen beim

Sprechen von zwei verschiedenen Gedichtformen: der Deklamation und des Hexameters. Deklamatorische Gedichte zeichnen sich durch starke Willens- und Gefühlsprägung aus, wogegen der Hexameter ein ruhiges Dahinplätschern der Sprache in gleichmäßigem Rhythmus bewirkt.

Ein Beispiel für ein deklamatorisches Gedicht ist das *Ecce Homo* von Friedrich Nietzsche[62]:

Ja, ich weiß, woher ich stamme,
Ungesättigt gleich der Flamme
Glühe und verzehr' ich mich.
Licht wird alles, was ich fasse,
Kohle alles, was ich lasse,
Flamme bin ich sicherlich.

Der Hexameter und verwandte Versmaße wurden bereits im alten Griechenland zu therapeutischen Zwecken eingesetzt, zum Beispiel von Hippokrates im antiken Kurtheater auf der Insel Kos, wo die Patienten den Werken Homers lauschten. Die leichter lesbare deutsche Übersetzung des Beginns der *Odyssee*[63] sieht so aus:

Sage mir, Muse,

_--_-

die Taten des

-_--

vielgewanderten Mannes,

_-_--_-

Welcher so weit geirrt,

_-_--_

nach der heiligen Troja Zerstörung.

_-_--_--_-

Unter den Versen ist die Länge der Silben dargestellt, die einen charakteristischen Rhythmus aufweisen. Kurze Striche entsprechen kurz gesprochenen Silben, lange langen.

Wirkung von Gedichten

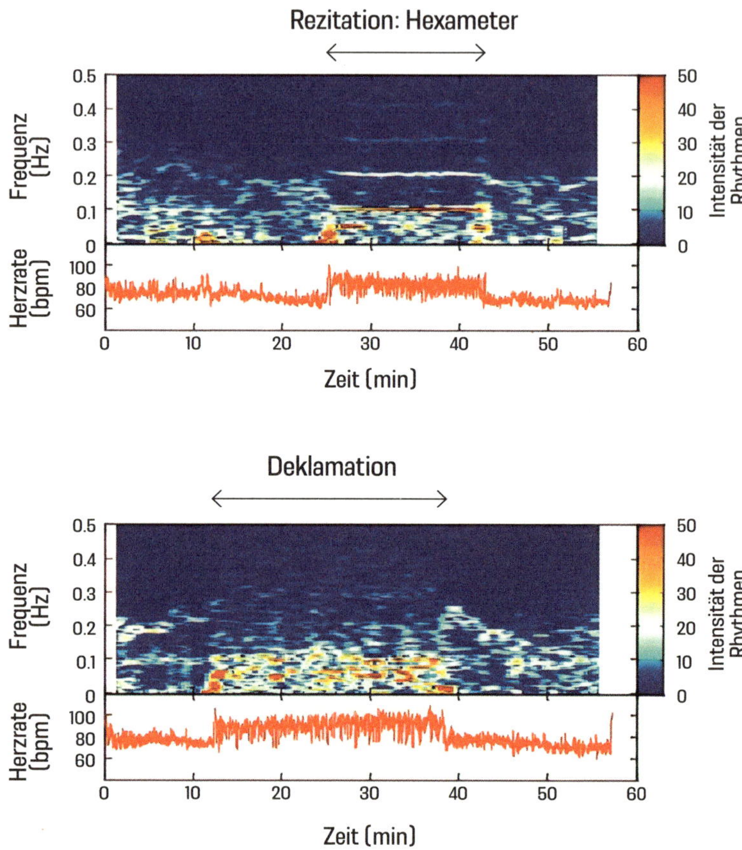

Herzratenvariabilität beim Sprechen (jeweils schwarzer Pfeil) von einem deklamatorischen Gedicht (unten) zeigt chaotische Aktivität im sympathischen Bereich (tiefer Frequenzbereich). Akustisch würden wir das als Rauschen wahrnehmen. Beim Sprechen eines Hexameters (oben) zeigen sich jedoch mehrere geordnete Frequenzbänder, die akustisch einem Klang entsprechen – der Herzschlag beginnt zu klingen! Vor und nach den Gedichten wurde jeweils Small Talk geplaudert.

Diese beiden Gedichtformen hatte Dietrich von Bonin mehrfach hintereinander gesprochen, während er seine eigene Herzratenvariabilität und damit seine vegetative Rhythmik mit unserem Messgerät aufgezeichnet hatte. Die Ergebnisse waren sensationell: Während das deklamatorische Gedicht eine ziemlich chaotische Herzratenvariabilität zeigte (siehe Abb. Seite 56, *Deklamation*), trat beim Hexameter ein Phänomen auf, das wir in dieser Form noch nie beobachtet hatten: Die Herzratenvariabilität ordnete sich auf verschiedenen Ebenen des Bildes in ganzzahlig vielfachen Frequenzen einer Grundfrequenz, zum Beispiel 0,1 Hertz, 0,2 Hertz, 0,3 Hertz usw. Musikalisch war statt eines einzelnen Tons (eine Linie) ein Klang, mit Grundton und Obertönen, entstanden. Mir war sofort klar, dass wir hier ein unwahrscheinlich interessantes Phänomen beobachteten, das in dieser Form noch nie wissenschaftlich beschrieben worden war.

Als Wissenschaftler fragte ich Dietrich von Bonin, ob er den Hexameter auch mit verschiedener Geschwindigkeit lesen könne, sodass wir die Auswirkung bei verschieden schnellen Hexametern beobachten könnten. Ich vermutete, dass möglicherweise Resonanzphänomene bei bestimmten Geschwindigkeiten des Hexameters auftreten würden. Es zeigte sich jedoch, dass durch die verschiedenen Geschwindigkeiten von 31 bis 62 Schritten pro Minute eine regelrechte »Tonleiter« entstand (Abb. Seite 58, links), die wir dann auch musikalisch abspielen konnten (dazu mehr in Kapitel *Der Klang des Herzens*).

Dietrich von Bonin hatte also sein Herz durch das Sprechen von Hexametern zum Klingen gebracht (Bild links), und zwar mit den Klängen einer sehr tiefen und erst nach der Transponierung um zwölf Oktaven hörbaren G-Dur-Tonleiter, wie wir anhand des Vergleichs dieser Klänge mit denen eines Klaviers (Abb. Seite 58, rechts) feststellen konnten. Erst bei

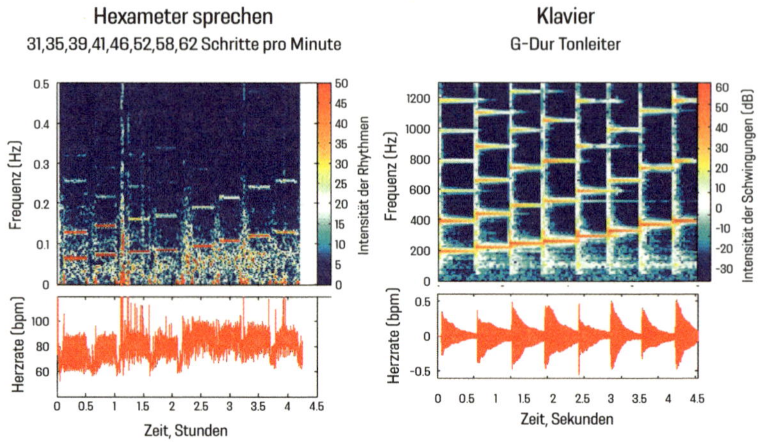

Herzratenvariabilität beim Sprechen eines Hexameters (links) mit verschiedenem Schritttempo (31–62 Schritte pro Minute). Es entstehen mehrere geordnete Frequenzbänder, ein musikalischer Klang, dessen Grundton sich mit dem Schritttempo verändert. Musikalisch kann ein ähnliches Phänomen am Klavier durch Spielen einer G-Dur-Tonleiter erzeugt werden (rechts). Für das linke Bild musste der Sprachgestalter mehr als vier Stunden Hexameter sprechen. Die Tonleiter rechts am Klavier wurde in dreieinhalb Sekunden eingespielt.

der Auswertung bemerkte ich, dass Dietrich für diese Forschungen viereinhalb Stunden im Rhythmus des Hexameters gelaufen war, damit wir unsere Tonleiter vollständig zusammensetzen konnten – eine beachtliche Leistung im Dienste der Wissenschaft!

Wir fragten uns nun, ob diese Beobachtung der Klangwirkung von Hexametern eine klinische Relevanz hätte, das heißt, ob wir möglicherweise den Hexameter auch therapeutisch nutzen könnten. Die Studie wurde mit 20 Patienten durchgeführt und hatte sensationelle Ergebnisse: Die Patienten zeigten beim Sprechen von Hexametern eine signifikant höhere Vagusaktivität als beim spontanen Atmen oder beim hexameterähnlichen Atmen ohne Sprechen und eine signifikant verstärkte Koordination von Herzschlag und Atmung.[64] Der Vagus tritt also als großer Dirigent des Körperorchesters auf und verbessert die Zusammenarbeit von Herzschlag und Atmung, den zwei wichtigsten Körperrhythmen. Die besten Werte traten dabei beim Nachsprechen von Hexameterversen auf. Der Therapeut sprach jeweils einen Halbsatz vor, während er jeweils einen schnellen (kurze Silbe) oder langsamen Schritt (lange Silbe) machte, der Patient sprach und lief jeweils hinter dem Therapeuten.

Die Arbeit wurde 2004 im *American Journal of Physiology* publiziert und zog ein großes Presseecho von über 600 Zeitungen und Zeitschriften weltweit nach sich. Im *Time Magazine* vom 2.8.2004 (Online-Ausgabe) berichtete zum Beispiel David Bjerklie unter dem Titel *Stärkt Poesie das Herz?*[65]:

> »*Ja, das Rezitieren epischer griechischer Poesie wie Homers* Ilias *und* Odyssee *scheint tatsächlich gut für das Herz zu sein – zumindest geht dies aus einer neuen Studie eines europäischen Forscherteams hervor. [...] Es stellt sich heraus, dass das Rezitieren von Gedichten – insbesondere Verse wie die von Homer, die einem bestimmten Rhythmus folgen, dem Hexameter – eine ausgezeichnete Atemübung ist. [...] Das Ergebnis war eine Zunahme der Synchronisation bestimmter kardiorespiratorischer Muster, von denen man annimmt, dass sie sich günstig auf die Langzeitprognose von Herzpatienten auswirken.*«

Eine weitere Studie konnte zeigen, dass sich das Sprechen von Poesie sogar auf die Blutdruckregulation auswirkt: Bei Patienten mit Bluthochdruck stieg die Empfindlichkeit der Blutdrucksensoren im Körper in den zwei bis drei Therapiewochen signifikant um 17 Prozent an, die Herzratenvariabilität um 6,4 Prozent – jeweils Ausdruck einer erhöhten Regulationsfähigkeit.[66]

Meditation, Yoga, Obertongesang, Eurythmie

Bereits vor der international beachteten Studie zum Hexameter hatten wir weitere Messungen mit verschiedenen Formen von Meditation, Gedichten, Yoga und spiritueller Musik

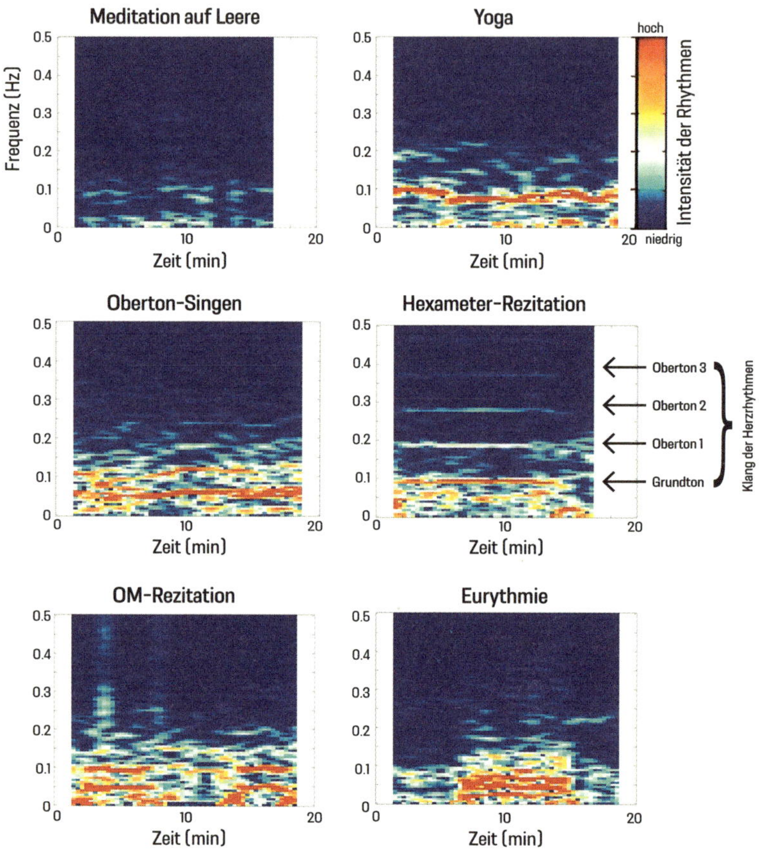

Klangstrukturen im Herzschlag, die durch Interventionen wie Meditation, Yoga und Kunsttherapie entstehen. Meist sind ein Grundton und mehrere Obertöne zu beobachten. Die meisten Obertöne produzierte dabei die Eurythmie.

gemacht. Es zeigte sich, dass jede Form von Kunsttherapie oder Meditation beim menschlichen Herzschlag verschiedene und charakteristische Klangformen aufprägte. Man kann sogar sagen, dass jedes Gedicht einen bestimmten Klang, eine bestimmte Zeitform in den menschlichen Herzschlag einprägt – ein noch fast unerforschtes Kapitel der Wirkung von Kunsttherapie auf unser vegetatives Nervensystem und den Herzschlag, das wir sehr gerne weiter erforschen würden. Möglicherweise ist die Wirkung von Kunsttherapie auf solche Resonanzphänomene zurückzuführen, die zwischen der Atmung und den Organrhythmen entstehen. Die von anderen Gruppen beobachteten hormonellen Auswirkungen wären dann Folgen, nicht Ursachen dieser Resonanzanregung der Organrhythmen. Die durch die Resonanz verstärkten Organrhythmen ermöglichen eine bessere Kommunikation zwischen den Organen, da Rhythmus ja eine der Sprachen ist, mit der die Organe sich untereinander verständigen. Bei dieser Kommunikation spielt sicher der Vagus und vielleicht auch der Sympathikus eine herausragende Rolle.

Bauarbeiter machen keine Unfälle mehr

Diese Studien führten wir gerade durch, als von der österreichischen Allgemeinen Unfallversicherungsanstalt (AUVA) nach Methoden zur Stressminderung bei Bauarbeitern gesucht und ein EU-Projekt dafür ausgeschrieben wurde. Bauarbeiter hatten zu diesem Zeitpunkt besonders hohe Unfallzahlen, bis zu 5 Prozent pro Quartal. Damit war jedes Jahr jeder fünfte Bauarbeiter von einem meldepflichtigen, also schwereren Unfall betroffen.

Gemeinsam mit dem bekannten Arbeitspsychologen Prof. Kallus bewarben wir uns bei der AUVA um dieses Projekt. Vom Leiter der Prävention in der AUVA, Prof. Winkler, wurde ich gefragt, welche Interventionsmaßnahmen man aus chronobiologischer Sicht machen könne. Wir sollten dann ein Paket von Maßnahmen schnüren und deren Auswirkungen messen. Das Projekt nannte sich »BauFit« und umfasste Messungen und Interventionen bei 300 Bauarbeitern auf vier Baustellen. Wir hatten zu diesem Zeitpunkt gerade die Auswirkungen verschiedener Interventionen auf die Herzratenvariabilität untersucht und zu unserem Erstaunen festgestellt, dass rhythmische Therapien, wie sie aus der Kunst entwickelt wurden, besonders wirkungsvolle Maßnahmen zur Beeinflussung der Herzratenvariabilität und zur Aktivierung des Vagusnervs darstellen.

Anhand unserer Messungen und der Grafik (Abb. Seite 60) erklärte ich unserem Kooperationspartner und Auftraggeber, dass aus meiner Sicht die Eurythmie (»Ausdruckstanz«, der Sprache und Musik in Gesten übersetzt) mit ihrer komplexen Anregung der Körperrhythmen besonders für die Stressminderung der Bauarbeiter geeignet wäre. Obwohl ich bemerkte, dass unser Auftraggeber zunächst skeptisch reagierte, entschied sich dieser tatsächlich, einen der Äste des Projektes mit der Eurythmie, die wir unter dem Namen »Herz-Kreislauf-Koordinationstraining« einführten, zu versuchen. Vergleichsgruppen waren Bauarbeiter, die an keinen Interventionen teilnahmen, sowie solche, die mit Gymnastik behandelt wurden. Die Gymnastiktrainer, Paul Scheibenpflug und Georg Mikesch, waren erfahrene Sportler mit langjähriger Praxis in Firmen und machten ihren Job, das konnte ich bald erkennen, sehr gut. Sehr wertvoll war auch die beratende psychologische Betreuung des Projektes durch Johann Beran, der für Vertrauen in unsere Arbeit sorgte.

Einer der teilnehmenden Wissenschaftler war besonders skeptisch gegenüber der Eurythmie und äußerte dies im Vorgespräch: »Wollt ihr denn die Bauarbeiter mit Seidenschals auf der Baustelle herumtanzen lassen?« Mir war natürlich klar, dass dies ein berechtigter Einwand war, da ein solches Ansinnen uns und die Bauarbeiter der Lächerlichkeit preisgegeben hätte, und ich antwortete, nicht ganz ernsthaft: »Ganz im Gegenteil! Wir werden für die Übungen besonders schwere Vorschlaghämmer verwenden, die sich die Bauarbeiter dann zuwerfen!«, was die Stimmung wieder erheiterte. Tatsächlich suchte und fand ich dann schwereres Übungsgerät, das bei den Übungen zur körperlichen Balance und bei der Gruppenarbeit auch tatsächlich eingesetzt wurde und für die Bauarbeiter eine größere Herausforderung darstellte als die üblicherweise leichten Übungsgeräte. Auch auf die üblichen Eurythmie-Accessoires wie Turnschuhe und Eurythmiebekleidung verzichteten wir und ließen die Bauarbeiter mit ihren eigenen Arbeitsschuhen und ihrem Arbeitsgewand die zunächst fremden Übungen durchführen.

Dann spielte uns das Schicksal in die Hände: Auf der Suche nach einer geeigneten Eurythmistin fanden wir Fanny Kneucker, eine ausgebildete Betriebseurythmistin, die privat selbst mit einem Bauarbeiter liiert war und bestens mit unseren Klienten umgehen konnte.

Nun konnte das Projekt beginnen, die AUVA gab das Startsignal dafür, doch wir hatten noch keine Baufirma! Also setzte ich mich selbst ans Telefon und telefonierte Dutzende Baufirmen durch. Endlich kam ich an einen Firmenleiter, der Interesse an unserem Projekt zu haben schien. Er bestand jedoch darauf, zunächst selbst behandelt zu werden, bevor er seine Bauarbeiter den ungewohnten Übungen aussetzen wollte. Dies erwies sich als äußerst sinnvoll! Denn nach sechs Wochen Eurythmie, zweimal die Woche für 45 Minuten, hatten sich seine zunächst geringe Vagusaktivität und auch die Qualität seines Schlafs deutlich verbessert. Nun wollten auch die Poliere der Baufirma und danach die Bauarbeiter die ungewöhnliche Behandlung ausprobieren.

So konnte das Projekt auf vier Baustellen mit insgesamt 300 Bauarbeitern beginnen. Die größte der Baustellen wurde vom Institut für Psychologie und unserem Institut zusätzlich zu den Interventionen wissenschaftlich betreut. Unsere Betriebseurythmistin konnte sehr gut mit den Bauarbeitern umgehen, die ihr bald jeden Wunsch von den Augen ablasen. Wünschte sie sich bei Regen einen Baucontainer für die Übungen an einem bestimmten Ort, so sah man kurz darauf den Kran der Baustelle einen riesigen Container zu ebendiesem Ort schwenken. Nach einigen Wochen hatten wir die ersten Ergebnisse unserer Messungen der Herzratenvariabilität und trafen uns mit den Bauarbeitern, um diese Ergebnisse zu besprechen. Dies war als kleiner Dank gedacht, dafür, dass sie so geduldig und fleißig Fragebögen beantworteten, Messgeräte trugen und die Übungen ausführten.

Bei der Vorbereitung dieser Besprechung legte ich zunächst alle Bilder (ChronoCardioGramme) eines bestimmten Bauarbeiters nebeneinander auf, um einen Überblick über die Messergebnisse zu erhalten. Dabei fiel mir ein Bauzimmerer auf, dessen Schlaf sich nach der vierten Messung drastisch verbessert hatte. Offensichtlich war dies eine Folge der Eurythmieübungen, an denen er teilgenommen hatte, denn die Verbesserung begann gleichzeitig mit der Teilnahme und hörte zunächst plötzlich auf, als seine Eurythmieepoche endete. Die Schlafqualität stabilisierte sich dann aber in den folgenden Wochen (Abb. Seite 65). Diese Art von Zeitverlauf war mir aus der Kurmedizin bekannt, wo es auch nach der Kur zunächst eine paradoxe Verschlechterung gibt, die jedoch nach vier bis sechs Wochen in eine dauerhafte Verbesserung übergeht. Der menschliche Organismus benötigt offenbar eine gewisse Zeit, um nach den Heilungsimpulsen einen neuen stabilen Zustand zu erreichen. Im Gespräch mit dem Bauzimmerer bemerkte dieser, dass nicht nur sein Schlaf sich verbessert hatte,

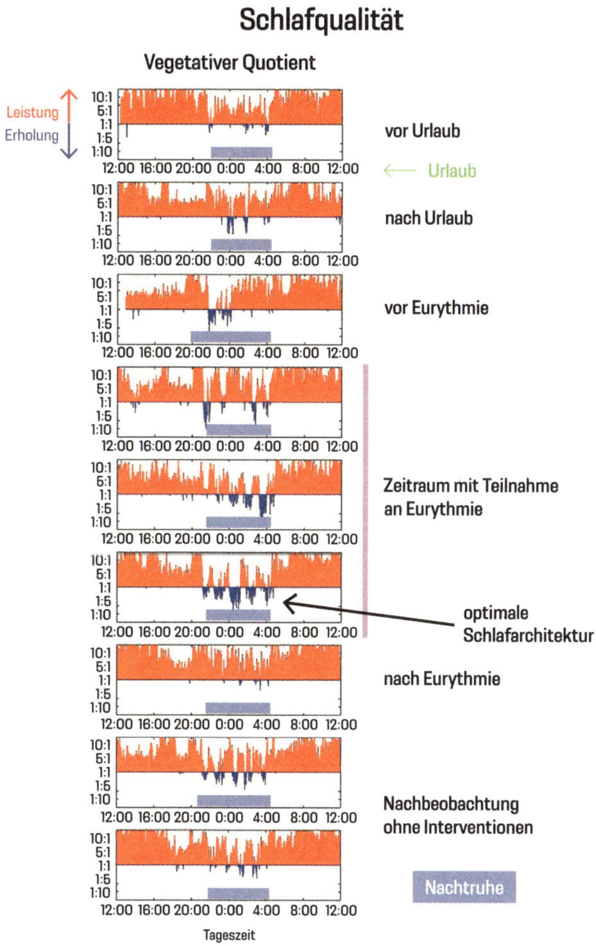

Vegetativer Quotient (blau: Vagus, rot: Sympathikus) im Verlauf von sechs Monaten bei einem Bauarbeiter (45 Jahre). Zu Beginn der Messungen überwiegt der Stress. Die Schlafqualität, erkennbar an der Rhythmik der Vagusaktivität in der Nacht, ist sehr schlecht ausgeprägt. Urlaub verbessert die Schlafqualität vorübergehend, nach Beginn der Eurythmie (senkrechter violetter Balken) verbessert sich die Schlafqualität dramatisch, der Schlaf wird rhythmisch. Nach Ende der Eurythmie verringert sich die Schlafqualität vorübergehend, um dann in einen stabilen Zustand (letzte zwei Grafiken) überzugehen.

sondern auch die Trittsicherheit auf den Dachstühlen, die er im Rahmen des Bauprojektes errichtete. Nach anfänglicher Skepsis war er ein glühender Fan der Eurythmieübungen geworden. Auch die Maurer berichteten, als sie vom ORF interviewt wurden, dass sie beim Einrichten der schweren Betonziegel vor den Übungen diese mehrfach einrichten mussten, dass jedoch nach den Übungen sehr oft eine einmalige Setzung der Ziegel ausreichte, um sie an die richtige Position zu bringen.

Bald war unsere Baustelle ein Brennpunkt der Medien: Der ORF drehte einen Beitrag für sein Forschungsmagazin, *Der Standard*, die *Kleine Zeitung* sowie *Die Presse* berichteten. Eine der Überschriften lautete: »Die merkwürdigste Baustelle Österreichs – mehr Wissenschaftler als Bauarbeiter.« Die Monate vergingen, insgesamt dauerte das Projekt fast ein Jahr – und nun würde sich herausstellen, ob die ungewöhnliche Methode auch wirkte.

Von der AUVA wurde uns gesagt, dass die beobachtete Verbesserung der Schlafqualität in der Eurythmiegruppe zwar ein netter Effekt wäre, wichtig wäre aber vor allem die Verbesserung der Unfallzahlen. Um hier keine Verzerrung in die Auswertung zu bekommen, wurde eine externe Evaluationsfirma damit beauftragt, die Unfallzahlen auszuwerten. Deren Ergebnisse waren sensationell. Während die Baufirma in den Jahren davor über 3 bis 5 Prozent Unfälle pro Quartal berichtet hatte (ein Unfall kostet die Unfallversicherung etwa 60.000 Euro, abgesehen vom menschlichen Leid, das damit verbunden ist), waren die Unfallzahlen mit dem Beginn unserer Interventionen auf 0 Prozent gesunken. Auch die Krankenstände waren in der Zeit der Interventionen um 50 Prozent gesunken.[67]

Die Baufirma hatte sich aus verständlichen Gründen eine Zahlung von 100.000 Euro ausbedungen, falls durch die aufwändigen Forschungsarbeiten und Interventionen Verzögerungen im Baufortschritt entstehen sollten, womit fix gerechnet wurde. Dieser Betrag konnte allerdings eingespart werden, da »unsere« Baustelle durch die fehlenden Unfälle und die höhere Motivation der Arbeiter einen Monat vor dem geplanten Ende (!) fertiggestellt werden konnte. (Beim Kommunikationskongress der Pressesprecher aller Parteien und großen Firmen 2019 in Berlin stellte ich das BauFit-Projekt auch in meiner Keynote[68] vor und sagte, dass wir gerne behilflich wären, die Bauarbeiten am Flughafen Berlin zu beschleunigen, wenn Bedarf bestünde. Leider wurde dieser Vorschlag nicht angenommen)

Bei der Abschlussveranstaltung des BauFit-Projektes waren die AUVA-Direktoren zwar beeindruckt, sagten mir jedoch, dass wir wohl einfach Glück gehabt hätten. Trotzdem wurde das Projekt an weiteren Baustellen ausgerollt, allerdings ohne unsere wissenschaftliche Begleitung.

Zehn Jahre später tauchte der ZDF bei uns auf und drehte im Rahmen einer Dokumentation über den Schlaf ein »Ten years after« des BauFit-Projektes. Nach 85 Baustellen konnte die AUVA darin ein vorläufiges Resümee ziehen: Wie die Leitung der AUVA bestätigte, war in den 85 behandelten Baustellen ein Rückgang der Unfälle von 27 Prozent zu beobachten, der Rückgang der Krankenstände durch unser BauFit-Projekt lag sogar bei 49 Prozent. Die Wirkung war im Folgejahr in ähnlicher Höhe zu beobachten, also nachhaltig.

Ich berechnete dann aufgrund der bekannten Kosten für Unfälle, welche Ersparnisse durch die flächendeckende Anwendung des Projektes in Österreich möglich wären, und kam nach Abzug der Kosten für Interventionen auf etwa 100 Millionen Euro pro Jahr. Wie gesagt, ohne das noch viel wichtigere menschliche Leid, das mit den Unfällen verbunden ist, in Betracht zu ziehen. Diese Zahlen stellte ich auf Einladung bei einer Klausur im österreichischen Parlament der Regierung vor, meine Empfehlungen wurden aber leider bis heute nicht umgesetzt. Das Projekt ist inzwischen zwar in diversen Papieren zur Prävention für Arbeiter eines der Musterprojekte für gelungene Prävention in der EU, wird aber leider kaum noch durchgeführt.

Eurythmie in Krankenhäusern und Schulen

In den darauffolgenden Jahren führten wir ähnliche Projekte, wieder im Auftrag der AUVA, in vier österreichischen Krankenhäusern, die über hohen Stress in der Belegschaft geklagt hatten, für Ärzte, Schwestern und Pflegepersonal durch. Hier konnten wir den Stresslevel merkbar durch unsere Übungen vermindern. Die Wirkung zeigte sich bei 40 Klienten insbesondere am Morgen, wo der Stressgipfel des Herzschlags vor den Übungen zu beobachten war (chronobiologisch eine Tageszeit, in der Herzinfarkte am häufigsten auftreten). Auch die vor den Interventionen zum gleichen Zeitpunkt vorhandene Senke der Vagusaktivität verschwand und wich einem sanften Übergang der Nacht in den Tag.

In einem Projekt mit der steiermärkischen Landesregierung führten wir das Projekt sodann in einigen Schulen durch und nahmen Yoga als zusätzliche Interventionsmethode dazu. Hier zeigte sich, dass die Wirkung von Yoga und Eurythmie unterschiedlich ausfiel, in beiden Fällen jedoch günstig für das Wohlbefinden der betreuten Personen. Während Yoga die Grundängstlichkeit bei Lehrern signifikant verbesserte, konnte durch Eurythmie wieder die Vagusaktivität in der Nacht gestärkt werden. Beide Wirkungen minderten den Stress, auf jeweils verschiedene Weise. Damit konnten wir den Nachweis erbringen, dass verschiedene Methoden zur Stressminderung wirksam sind, jede auf ihre Art.

Der Klang des Herzens

Nachdem wir die Klangstrukturen der Herzmusik in vielen Messungen *sichtbar* gemacht hatten, war es naheliegend, sie auch *hörbar* zu machen. Da der Herzschlag aber im Verhältnis zu hörbaren Tönen sehr langsam schwingt, muss man einen Kunstgriff anwenden, der aus der Musikkomposition bzw. der Audiotechnik bekannt ist. Man muss das Ausgangssignal um etwa zwölf Oktaven transponieren, wie wir festgestellt haben. Die Transposition ist ein Verfahren, das in der Musik sehr häufig angewendet wird, allerdings selten in dem Ausmaß, wie wir es beim Herzschlag verwenden. Meist wird um einige Töne nach oben oder unten transponiert, um ein Musikstück leichter auf einem bestimmten Musikinstrument spielen oder es leichter singen zu können. Zwölf Oktaven höher bedeutet, dass das ursprüngliche Signal, das das Herz produziert, mit 3.600-mal höherer Geschwindigkeit abgespielt wird, als es aufgenommen wurde. Eine Stunde Herzschlag wird dabei zu einer Sekunde Musik, also eine Beschleunigung um das 3.600-Fache. Ein Tagesverlauf von 24 Stunden an Herzratenvariabilität wird zu 24 Sekunden Musik.

Wir gingen also daran, unsere Aufzeichnungen im Laufe des Tages hörbar zu machen und stellten fest, dass tagsüber das Signal meist als ein kratziges Rauschen zu hören war – ausgenommen während der Erholungsphasen, in denen plötzlich Töne hörbar wurden. In der Nacht wechselten musikalische Töne (die Tiefschlafphasen) mit einem etwas melodischeren Rauschen als am Tag (die Traumschlafphasen). Ich bat dann einen befreundeten Musiker, diese Geräusche und Töne mithilfe eines Samplers – ein elektronisches Musikinstrument, mit dem Klänge auf einer Klaviertastatur gespielt werden können – in hörbare Musik zu verwandeln. Mit so einem Sampler ist es beispielsweise möglich, Hundegebell in verschiedenen Tonhöhen abzuspielen und damit eine einfache Melodie zu orchestrieren. Dieses Gerät verwendeten wir nun, um aus den Klängen des Herzens Musik zu komponieren. Bei der Tagesaktivität winkte der Musiker ab: Hier könne man höchstens Percussion, also Schlagzeugklänge, produzieren, was ihm dann auch hervorragend gelang. Beim Traumschlaf klang es schon musikalischer, wenn auch ein starkes Rauschen die Musik verschleierte. Schließlich wandte er sich dem Tiefschlaf zu, und hier hatten wir beide ein Schlüsselerlebnis, das ich mein Leben lang nie vergessen werde.

Auf einer Reise kurz nach diesem Versuchsaufbau fiel mir zufälligerweise das Buch *Momo* von Michael Ende in die Hände. Ich hatte es (1973 erschienen) bereits in meiner Studentenzeit gelesen und mich erinnert, dass Michael Ende die Themen Zeit und Herzschlag in sehr origineller Weise in dem Buch bearbeitet hatte: In mehrfachem Sinne »graue« Herren von der Zeitsparkasse waren in einem kleinen italienischen Ort in der Nähe von Rom eingefallen und hatten das beschauliche Relikt aus einer vergangenen Epoche in eine hektische Kleinstadt verwandelt. Der gemütliche lokale Gastronom mutierte zum Betreiber eines Fast-Food-Restaurants, der örtliche Geschichtenerzähler zum Fernsehstar.

Viele andere bisher beschaulich lebende Menschen der Stadt wurden nun von der Notwendigkeit überzeugt, immer mehr Zeit zu sparen und diese »gesparte« Zeit bei der genannten Zeitsparkasse zu investieren. Anstatt, wie von den grauen Herren versprochen, mehr Zeit zu haben, stellten die Menschen aber fest, dass sie gar keine Zeit mehr hatten – keine Zeit, einander zuzuhören, keine Zeit, miteinander zu sprechen, keine Zeit für das Leben. Trotzdem hielten sie an dem verrückten Zeitsparmodell fest, die grauen Herren hatten ihre Seelen gekapert. Nur wenige Menschen waren diesem Zeitsparwahn nicht zum Opfer gefallen, unter ihnen Momo, ein kleines Mädchen unbekannter Herkunft, dessen höchste Qualität darin bestand, anderen Menschen so aufmerksam zuzuhören, dass ihnen im Gespräch mit ihr die Lösung der eigenen Probleme selbst einfiel.

Natürlich erregt Momo den Ärger der grauen Herren, da sie ihr Geschäftsmodell stört und immer wieder Menschen vom Zeitsparen abbringt. Alle Versuche, sie mit einer Barbiepuppe oder ähnlichem Tand zu bestechen, scheitern, sodass die grauen Herren beschließen, Momo verschwinden zu lassen. In dieser Stunde der Gefahr taucht in Endes Erzählung eine Schildkröte auf, die Momo als Wegweiserin begleitet und ihr hilft, durch die geheimnisvolle »Niemals-Gasse« zu Meister Hora, dem »Meister der Zeit«, zu entkommen, der die Zeit aller Menschen verwaltet und zuteilt.

Meister Hora führt Momo am Höhepunkt der Erzählung in einen ganz speziellen Raum, »aus dem die Zeit der Menschen herkommt«. In diesem erlebt sie unwahrscheinlich Schönes: Majestätisch schwingt ein Pendel unter einer riesigen goldenen Kuppel über einem kreisrunden Teich, beleuchtet von einer strahlenden Lichtsäule. Mit jeder Schwingung des Pendels entsteht im Teich eine wundervolle, duftende Blüte, die so schön ist wie keine Blüte, die Momo jemals zuvor gesehen hat. Momo vergisst angesichts der Schönheit dieser Blüte alle Sorgen. Doch gerade, als sie voller Bewunderung die Blüte betrachtet, beginnt diese zu verwelken, sobald das Pendel über die Mitte des Sees hinausschwingt. Zunächst erfüllt Momo dies mit tiefer Trauer. Doch mit jedem weiteren Pendelschlag sieht sie eine neue Blüte entstehen, noch schöner als die vorherige. Schließlich bemerkt Momo, dass die jeweilige Blüte ein Symbol für den jeweiligen Augenblick ist, den sie so nehmen sollte, wie er kommt, und darauf hoffen darf, dass der kommende Augenblick noch schöner als der jetzige sein wird. Nach einiger Zeit wird Momo einer eigenartigen Musik gewahr und an dieser

Stelle möchte ich Michael Ende selbst zu Wort kommen lassen, der das Erlebnis von Momo in unnachahmlicher Weise beschreibt:

»Anfangs war es wie ein Rauschen, so wie von Wind, den man fern in den Wipfeln der Bäume hört. Aber dann wurde das Brausen mächtiger, bis es dem eines Wasserfalls glich oder dem Donnern der Meereswogen gegen eine Felsenküste.
Und Momo vernahm immer deutlicher, dass dieses Tosen aus unzähligen Klängen bestand [...].
Je länger sie zuhörte, desto deutlicher konnte sie einzelne Stimmen unterscheiden. Aber es waren keine menschlichen Stimmen, sondern es klang, als ob Gold und Silber und alle anderen Metalle sangen. Und dann tauchten, gleichsam dahinter, Stimmen ganz anderer Art auf, Stimmen aus undenkbaren Räumen und von unbeschreibbarer Mächtigkeit. [...]
Und auf einmal begriff Momo, dass alle diese Worte an sie gerichtet waren! Die ganze Welt bis hinaus zu den fernsten Sternen war ihr zugewandt wie ein einziges, unausdenkbar großes Gesicht, das sie anblickte und zu ihr redete!«

Nach diesem tief beeindruckenden Erlebnis begleitet Meister Hora Momo wieder zurück in sein Haus und Momo flüstert, noch ganz ergriffen, sie habe nicht gewusst, »dass die Zeit aller Menschen ... so groß ist«.

Meister Hora antwortet:

»Was du gesehen und gehört hast, Momo, das war nicht die Zeit aller Menschen. Es war nur deine eigene Zeit. In jedem Menschen gibt es diesen Ort, an dem du eben warst. Aber dort hinkommen kann nur, wer sich von mir tragen läßt. Und mit gewöhnlichen Augen kann man ihn nicht sehen.«
»Aber wo war ich denn?«

»In deinem eigenen Herzen«, sagte Meister Hora und strich ihr sanft über ihr struppiges Haar.«

Als ich diese Passage aus *Momo* nun wieder las, war auch ich tief ergriffen, denn die Musik, die wir in den Tiefschlafphasen in der Nacht gehört hatten, entsprach ziemlich genau der Beschreibung von Momos Herzmusik. Mir wurde klar, dass hier eine unfassbare Synchronizität zu Michael Endes visionärer Beschreibung hörbar wurde – und zu der Musik, die wir mit wissenschaftlichen Methoden im Herzschlag darstellen konnten. Sie ist mit der Aktivität des Vagusnervs eng verbunden!

Auch Sie können sich von den unterschiedlichen Arten der Musik am Tag, im Traumschlaf und im Tiefschlaf überzeugen. Sie kann am Server *rhythm.at* angehört werden, indem Sie die entsprechenden Symbole anklicken.

Vagus – Dirigent und Choreograf

Eine der faszinierendsten Eigenschaften des Vagusnervs ist seine Fähigkeit, Körperrhythmen aufeinander abzustimmen. Da der Vagus in der Nacht besonders aktiv ist, findet man auch im Schlaf die beste Abstimmung zwischen verschiedenen Körperrhythmen. Ein Beispiel dafür ist die Abstimmung zwischen Herzschlag und Atmung. Während die Atemzüge tagsüber zwei bis zehn Herzschläge dauern, engt sich die Bandbreite der Dauer in der Nacht ziemlich genau auf vier Herzschläge pro Atemzug ein. Bei Sportlern können es auch drei Herzschläge sein, bei eher untrainierten Menschen fünf. Ein Atemzug dauert dann also zwischen drei und fünf Herzschlägen, wobei vier zu eins bei den meisten Menschen überwiegt. Dieses Verhältnis von Herzschlag zu Atmung bezeichnet man in der Medizin als »Puls-Atem-Quotient«. Unser Institut ist in einer Studie diesem Zusammenhang mit der Aktivität des Vagusnervs nachgegangen. 72 Ganztagesmessungen von zwölf verschiedenen Versuchspersonen wurden dazu gemittelt und die Vagusaktivität wurde in Relation zum Puls-Atem-Quotienten aufgezeichnet. Es zeigte sich, dass tatsächlich in der Nacht ein Verhältnis von vier zu eins vorherrscht und dass die Grafik genau bei diesem Verhältnis besonders blau ist – Ausdruck einer besonders hohen Vagusaktivität.

Durch die Abstimmung ihrer Rhythmen unterstützen die Organe sich gegenseitig in ihrer Tätigkeit. So hilft die Atmung dem Herzen bei der Blutbewegung und dieses liefert genau zum richtigen Zeitpunkt, wenn sich die Lunge mit Luft füllt, das hämoglobinreiche Blut, das den Luftsauerstoff aufnimmt und in die restlichen Organe trägt. Diese Abstimmung ist die Choreografie für die Symphonie unseres Organismus[33] und kann auch in anderen Organsystemen gefunden werden, wenn der Vagus besonders aktiv ist – also nachts. Sie spart Kraft und hilft unseren Organsystemen, sich miteinander zu verständigen.

Exkurs: Rhythmus und Vagus

Körperrhythmen als Ausdruck der Vagusaktivität

Die lebendige Natur ist voll von Rhythmen, deren Auswirkungen teilweise sogar für das Auge sichtbar werden können: die Jahresringe der Bäume, die Schichtungen von Muschel- und Schneckenschalen, auch im menschlichen Zahnschmelz gibt es rhythmische Schichtfolgen, die man im Mikroskop gut beobachten kann. Leben ist Rhythmus und beim Menschen ist Gesundheit unmittelbar mit intakten Rhythmen verbunden.[69] Diese Rhythmen treten insbesondere im Schlaf auf, wenn Regenerationsprozesse stattfinden und der Körper sich selbst heilt.

Rhythmus bedingt ein Schwingen zwischen verschiedenen Polen. Im vegetativen Nervensystem ist dies der Leistungspol des Sympathikus auf der einen und der Ruhepol des Vagus auf der anderen Seite. Da die körperliche Leistung nicht unbegrenzt vergrößert werden kann, kann Schwingung besonders dann auftreten, wenn der Organismus entspannt ist.[70] Die Maximalleistung ist sozusagen die eine Grenze der Schwingungsamplitude, die maximale Entspannung die andere. Starke Schwingung entsteht, wenn viel Spielraum zwischen dem Leistungs- und dem Ruhepol ist. Tatsächlich ist dies im Schlaf bzw. in Ruhephasen der Fall, weshalb dort auch besonders intensive Schwingungsvorgänge stattfinden.[40]

Interessanterweise ist bei Krankheiten nicht nur ein Rhythmus gestört, sondern meist viele verschiedene. Das weist darauf hin, dass Rhythmen zeitlich so miteinander verbunden sind wie Muskeln, Sehnen und Gelenke räumlich, und dass es neben dem körperlichen auch einen Zeitorganismus gibt. Jeder menschliche Organismus zeigt einen Tagesgang und es gibt keinen physiologischen Parameter, der nicht in einem solchen Tagesgang schwingt. Die Wissenschaft, die sich mit solchen Schwingungsvorgängen von biologischen Organismen beschäftigt, ist die Chronobiologie, das Fach, in dem ich spezialisiert bin.

Mit diesen Schwingungen des menschlichen Körpers am Tag und in der Nacht und dem von uns daraus entwickelten ChronoCardioGramm hatte ich im Jahr 2013 eine unwahrscheinliche Serie von Begegnungen und Ereignissen, die ich Ihnen im Folgenden erzählen möchte.

Das Amduat

Es war wohl der spannendste Vortrag, den ich jemals gehalten habe. Allerdings war es nicht primär der Inhalt meines Vortrags, sondern wohl die Begleitumstände, die den Vortrag so spannend machten. Auf Einladung der Heliopolis Universität war ich 2013 nach Ägypten gereist und besuchte die Oase von Sekem, ein in Kreisen ökologischer Landwirtschaft legendärer Ort zwischen Kairo und Alexandria – mitten in den Wirren des Arabischen Frühlings eine Oase der Schönheit und des Friedens in Ägypten. Der Pharmakologe Dr. Ibrahim Abouleish hatte dieses Juwel 1977 im Nildelta gegründet, nachdem er ein erfolgreiches Studium an der Grazer Universität absolviert und mehrere Firmen in Österreich aufgebaut hatte. Nun wollte er einen Beitrag zur friedlichen Entwicklung seines Heimatlandes leisten. 26 Jahre später, im Jahre 2003, war das Projekt so erfolgreich und hatte eine Vorbildwirkung für ganz Ägypten erreicht, dass Ibrahim Abouleish den renommierten »alternativen Nobelpreis« *(Right Livelihood Award)* für sein Werk erhielt. Aus einem Stück Wüste hatten er und seine Familie ein Stück Paradies geschaffen.

In dieses Paradies war ich nun eingeladen worden und durfte einen Vortrag über unsere Schlafforschungen und die ChronoCardioGramme halten – vor einem sehr gemischten Publikum von europäischen Gästen und einheimischen Mitarbeitern der Oase. Die Zuhörer wirkten sehr interessiert und gingen mit dem Vortrag gut mit, was einige Fragen am Ende meiner Ausführungen zeigten.

Nach dem Vortrag kontaktierte mich ein Schweizer Ägyptologe, Denis Ruff, der zufällig zu diesem Zeitpunkt in Sekem weilte und den Vortrag aus Interesse besucht hatte. Nachdem wir uns kurz bekannt gemacht hatten, sagte er zu mir, dass er sich mit dem *Amduat*[71] beschäftige und dieses *Buch der verborgenen Kammern (der Nacht)* aus dem Neuen Reich (1550 bis 1070 v. Chr., 18. bis 20. Dynastie, der bekannteste Zeitabschnitt Ägyptens) in der ägyptischen Mythologie besonders interessant finde. Dann bemerkte er: »Erst mit Ihrem Vortrag verstehe ich das *Amduat.*« Ich nahm seine Bemerkung höflich zur Kenntnis, konnte mir aber zunächst keinen Reim darauf machen, was er damit meinte.

Am nächsten Tag stand ein Ausflug zu den Pyramiden auf dem Programm, bei dem auch Denis, der besagte Ägyptologe, uns begleitete. Er arbeitete seit Jahren an der Erforschung des altägyptischen *Buchs der verborgenen Kammern (der Nacht),* des *Amduat,* und war noch sichtlich aufgewühlt über das, was er am Vorabend im Vortrag gehört hatte. Im Auto zu den Pyramiden erzählte Denis von den von ihm entdeckten Parallelen von *Amduat* und Schlafforschung, während der Wagen über die Schlaglöcher der Autobahn nach Kairo holperte:

In zwölf eindrucksvollen Bildern, genannt die »zwölf Stunden der Nacht«, werden im *Amduat* wichtige Aspekte der Nacht, wie sie die alten Ägypter gesehen haben, dargestellt. Zuerst zögernd, dann immer interessierter, lauschte ich den Ausführungen von Denis und besprach mit ihm nochmals unsere Forschungsergebnisse.

Die achte Stunde – das achte Bild

Besonders faszinierend ist zunächst die achte Stunde, das achte Bild der Nacht: Fünf Kammern der Nacht werden im achten Bild beschrieben und in drei parallelen Spuren wird die Fahrt des Sonnengottes Re als Repräsentant des Pharaos durch die Stunden der Nacht dargestellt. Die Bilder stammen aus dem Grab des Pharao Thutmosis III. (ca. 1486 bis 1425 v. Chr., 6. Pharao der 18. Dynastie) und zeigen eine

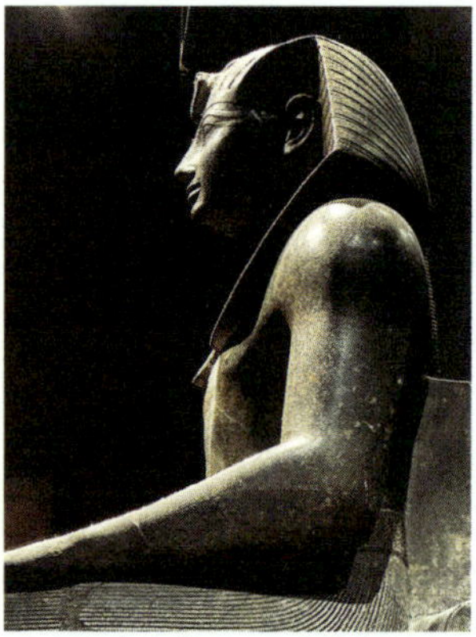

Die majestätische Basaltstatue von Pharao Thutmosis III. im ägyptischen Museum von Turin. Er gilt als einer der größten Pharaonen. In seiner Grabkammer findet sich die schönste Darstellung des Amduat.

wunderbare Synopsis der geistigen Wesen, die in der Mythologie der Ägypter die Nacht begleiten. Sie wurden fast 1.500 Jahre vor Christus auf die Felswand der Grabkammer Thutmosis III. im Tal der Könige gemalt, welcher vielen Ägyptologen als einer der bedeutendsten Pharaonen gilt.[72]

Unser Institut hat bisher bei Tausenden Versuchspersonen den Herzschlag am Tag und in der Nacht untersucht und dabei im Mittel fünf Abschnitte entdeckt, in die eine normale Nacht unterteilt ist, wie Sie im Kapitel *Die vernachlässigte Kraft des Schlafs* nachlesen können. Nach einer ganz ruhigen Tiefschlafphase am Beginn der Nacht kommt eine unruhigere Phase des Träumens, in der Tagesereignisse aufgearbeitet und geordnet werden. Dies wiederholt sich insgesamt fünfmal. Es sind die Aktivitätsmaxima des Vagusnervs, die fünfmal in der Nacht aufflackern. Könnten dies etwa die in der unteren Abbildung dargestellten fünf Kammern der achten Stunde sein?

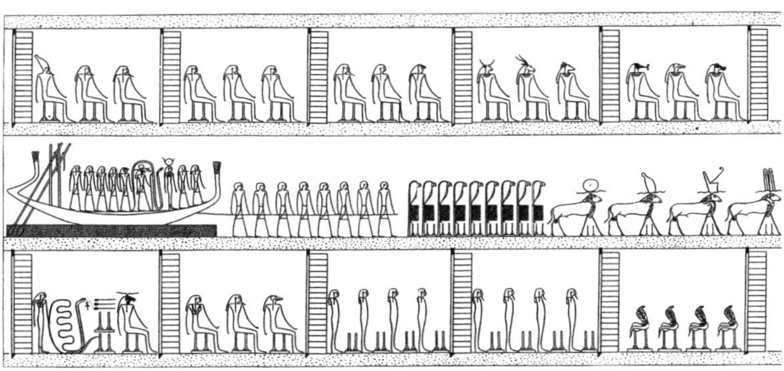

Die fünf Kammern der Nacht, dargestellt in der achten Stunde des Amduat.

Erst 1953 und nach der Erfindung der Gehirnstrommessung hat die moderne Schlafforschung entdeckt, dass der Schlaf nicht einfach ein Abschalten des Gehirns ist, sondern ein hoch aktiver Wechsel von Tief- und Traumschlaf.[73] Kannten die alten Ägypter dieses Geheimnis etwa bereits?

Was mich noch mehr bewegte, war die zweite Entdeckung: Alle Stunden der Nacht sind in drei Spuren geordnet. Auch die Darstellung, die wir für die Herzschlagbilder, für das ChronoCardioGramm, entwickelt haben, zeigt drei Spuren: Gab es hier noch eine zweite Parallele und was bedeuteten die drei Spuren?

Die mittlere Galerie

Majestätisch fährt in der Mitte der elften Stunde, des elften Bildes, die Barke des Pharao, gezogen von wichtigen Gottheiten des alten Ägypten.

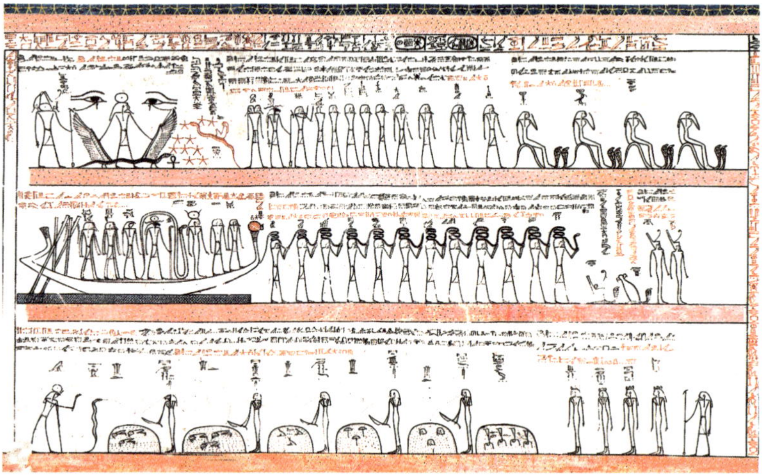

Das elfte Bild des Amduat: In der mittleren von jeweils drei Spuren fährt die »Barke des Pharao« majestätisch durch die Nacht, gezogen wird sie von zwölf Gottheiten. In der unteren Spur werden die »Feinde des Pharao« von fünf weiblichen Gottheiten gehäckselt und mit Speichel fermentiert, um am nächsten Tag Dünger für gute Taten zu werden. In der oberen Spur sieht man Chronos, die lineare Zeit, und Kairos, den glücklichen Augenblick, das »ewige Jetzt« (ganz links).

Die mittlere Spur in unserem ChronoCardioGramm wird tagsüber besonders kräftig, wenn wir nachdenken, Rechenaufgaben lösen, uns konzentrieren, also ganz bewusst und konzentriert sind. Sie verschwindet, wenn wir einschlafen. Kann der Pharao als Symbol des Ich, unseres menschlichen Bewusstseins, interpretiert werden?

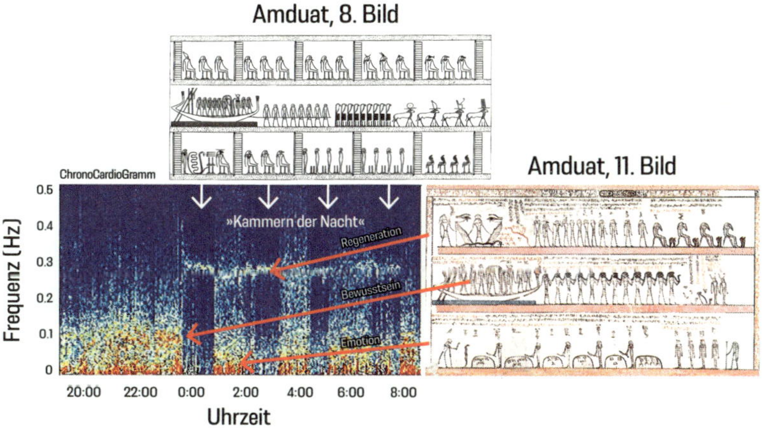

Die verborgenen »Kammern der Nacht«, dargestellt im achten Bild des Amduat (oben), und die entsprechenden Schlafphasen im ChronoCardioGramm (unten links). Die Aufzeichnung der Herzrhythmik des Tages unterscheidet sich deutlich von den »Kammern der Nacht«. Wie im Amduat ändert sich der Inhalt der Kammern im ChronoCardioGramm im Laufe der Nacht. Die mittlere Spur im ChronoCardioGramm verschwindet in der Nacht, da der Pharao »nicht zu Hause« ist.

Die untere Galerie

Die untere Galerie des *Amduat* zeigt weibliche Gottheiten, die in ihren Händen lange Messer halten und eine Art Komposthaufen aufhäufen. Die »Feinde des Pharao«, so sagt die Hieroglyphenschrift darüber, werden hier gehäckselt und dienen als Dünger für neue, gute Taten. Die untere Spur in der modernen Grafik des ChronoCardioGramms korrespondiert mit Rhythmen der Durchblutung in peripheren Gefäßen und wird bei emotionalen Erlebnissen und besonders in den Traumphasen kräftig. Wussten die Ägypter etwa, dass im Traum negative Emotionen bearbeitet und neu geordnet, quasi »gehäckselt und kompostiert« werden? In fünf Phasen (fünf Frauen, fünf Haufen)? Wer sind die größten Feinde des Ich, des Pharaos, unserer Persönlichkeit, wenn nicht unbearbeitete und unbewältigte negative Emotionen wie Hass, Neid und Gier? Sie werden in den fünf Traumphasen der Nacht aufgearbeitet und zum Kompost für positive Emotionen am nächsten Tag.

Die obere Galerie

In der obersten Galerie des *Amduat* ist die Zeit dargestellt, in ihren verschiedenen Aspekten. Rechts reitet ein kleines Wesen auf einer Schlange, die die Sterne – die Stunden unseres Lebens – auffrisst. Damit ist Chronos, die normale, lineare Zeit gemeint, die der kleine Mensch als vergänglich und schädlich erlebt. Daneben blickt links ein Augenpaar majestätisch über einem würdevollen geflügelten Wesen – Kairos, der günstige Augenblick. Dieser frisst keine Sterne, da er den anderen Aspekt der Zeit, das »Ewige Jetzt«, repräsentiert.

Die oberste Spur unseres ChronoCardioGramms in der Messung des Schlafs korrespondiert mit dem Atem, in alten Kulturen als Spender des Lebens betrachtet. Mit dem Atem beginnt das Leben und mit ihm geht es auch zu Ende. Diese Linie im ChronoCardioGramm tritt in den Ruhigschlafphasen und in der Regeneration besonders hervor. Nicht umsonst ist der Atem in vielen Religionen Träger des Lebens: Prana, Chi, der Atem des Lebens, den Jesus dem verstorbenen Lazarus einhaucht.

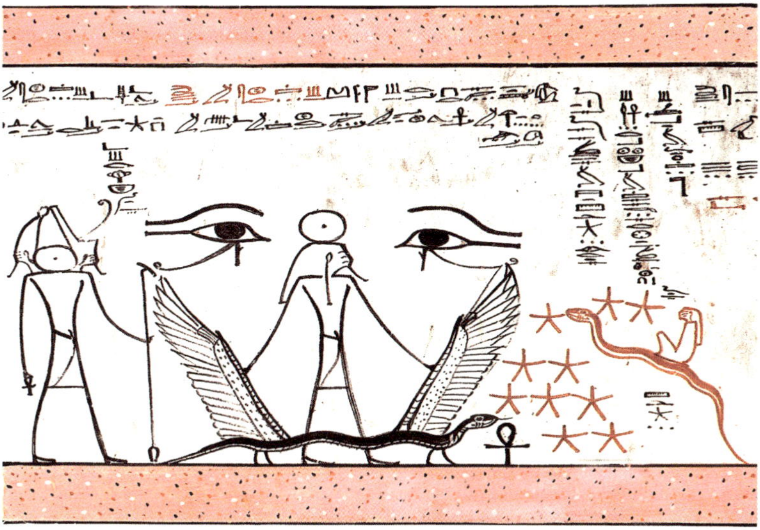

Zwei Aspekte der Zeit in der oberen Spur der elften Stunde des Amduat: Chronos (rechts), die lineare Zeit, die als Schlange die Sterne als Symbole der Stunden auffrisst. Kairos (links), der glückliche Augenblick, das »ewige Jetzt«. Hier frisst die Schlange des Kairos die Sterne nicht auf, sondern hält »Ankh", den Schlüssel des Lebens, in ihrem Maul.

Ich verstehe immer mehr, dass das *Amduat* die Antwort auf viele Fragen gibt, die sich mir im Laufe meines Forscherlebens und in Tausenden von Messungen gestellt haben. Ein 3.500 Jahre altes literarisches Kunstwerk liest sich wie die Gebrauchsanleitung für die ChronoCardioGramme, die das menschliche Herz jede Nacht erneut schafft.

Auf der Heimreise zur Oase war ich völlig erschöpft und schlief im Auto ein. Ich träumte von einer geflügelten Schlange, die den Schlüssel des Lebens im Maul hielt und sich majestätisch bewegte.

Ein Jahr später besuchte ich mit Denis den weltberühmten Ägyptologen und Übersetzer des *Amduat*, Prof. Erik Hornung, in Basel. Er war schon über 80 Jahre alt, aber geistig noch voll aktiv und galt als der beste Kenner des Tals der Könige und seiner Schätze. Wir stellten ihm unsere Entdeckungen vor und er widmete mir ein Büchlein zum *Amduat*. Ganz überzeugen konnten wir ihn nicht, aber er freute sich sichtlich, dass Wissenschaftler aus ganz anderen Fächern als der Ägyptologie sich für seine Arbeit interessierten. Beim Abschied sagte er uns Unterstützung zu, falls wir die Ergebnisse publizieren wollten.

In der folgenden Zeit wendete ich die Hinweise aus dem *Amduat* auf unsere Schlafanalyse an und stellte immer mehr Parallelen zu unseren ChronoCardioGrammen fest. Die Ägypter waren gute Beobachter und wussten anscheinend vieles, was erst die moderne Wissenschaft wiederentdeckte.

Nun warten wir auf einen wohlwollenden Sponsor, der die neue Schlafforschung unterstützt und damit die Basis für eine neue Gewichtung des Schlafs in der Medizin legt.

Die heilende Kraft des Vagus

Viele der komplementärmedizinisch orientierten Ärzte, die sich im 20. Jahrhundert mit der menschlichen Gesundheit auseinandersetzten, sprachen von sogenannten »Herden«, von denen verschiedene Krankheiten ausgehen sollten. Dabei handelte es sich um Stellen im Körper, an denen entweder Bakterien oder andere Störfaktoren wie Quecksilber tätig waren, die das gesamte System des Organismus schwächen und dadurch für Krankheit anfällig machen sollten. In der modernen Medizin galt diese Herd-Theorie als obsolet und nicht belegbar, da wissenschaftliche Nachweise für ihre Existenz schwer zu erbringen waren.[74] So wurde die Herd-Theorie von den meisten Ärzten fallen gelassen und durch andere Theorien ersetzt.

Auf der Suche nach Gründen für Zivilisationskrankheiten wie Arteriosklerose, Bildung von Plaques im Arteriensystem, Gelenks- und Schilddrüsenentzündungen, Psoriasis und Neurodermitis stießen die Forscher in den darauffolgenden Jahrzehnten jedoch immer mehr auf ein und dieselbe Ursache: stille Entzündungen (*silent inflammation*)[75], ein Rumoren des Immunsystems im Körper, das keinen akuten Ausbruch zeigte, aber durch eine ständige Entzündungsbereitschaft charakterisiert war. Kleine Ursachen können dann zu viel zu großen Entzündungsfolgen und nach einiger Zeit zu schweren Erkrankungen führen.

So konnten die Herd-Theorie und ihr ursprünglich behaupteter Zusammenhang mit Bakterien oder Giften zwar nicht bestätigt werden, sie wurde jedoch in Form eines chronischen

Entzündungsherdes, als chronische Überreaktion des eigenen Immunsystems, wiederentdeckt.

Hier einige Beispiele für chronische Erkrankungen, die durch stille Entzündungen entstehen (oben), mitverursacht (unten) oder als Nachwirkung beobachtet werden (Seite 87).[75]

Erkrankungen, bei deren Entstehung Entzündungen eine wichtige Rolle zugeschrieben wird:

Alzheimer-Erkrankung	Hashimoto-Schilddrüsenentzündung
Asthma	Schlaganfall und Herzinfarkt
Atherosklerose	Multiple Sklerose
Atopische Dermatitis (Neurodemitis)	Gelenksentzündungen
Chronisch obstruktive Lungen-erkrankung	Schuppenflechte
Morbus Crohn	Systemischer Lupus
Gicht	Typ-I-Diabetes

Infektionskrankheiten, bei denen Entzündungen zur Erkrankung beitragen können:

Bakterieller Durchfall	Grippe-Pneumonie
Chagas-Krankheit	Lepra
Zystische Fibrose	Gehirnhautentzündung
Tropenkrankheiten	Sepsis
Gastritis	Tuberkulose
Hepatitis C	

Krankheiten, bei denen die Fibrose (eine funktionslose Reparatur von zerstörtem Gewebe) nach der Entzündung eine Hauptursache ist:

Lungenfibrose	Leberzirrhose (nach Viren oder alkoholbedingt)
Chronische Abstoßung von Transplantaten	Bilharziose

Immunzellen scannen den Körper ab

Unsere Immunzellen patrouillieren über unser Gefäßsystem ununterbrochen im Körper, insbesondere in der Nacht. Weiße Blutkörperchen (Leukozyten oder Leukos), die wichtigsten Zellen unseres Immunsystems, rollen dabei wie Fußbälle an der Wand der Gefäße entlang. Das ist ungewöhnlich für Blutzellen und sehr auffällig, da die viel häufigeren roten Blutkörperchen (Erythrozyten oder Erys) sich tunlichst in der Strömungsmitte des Blutes halten, um möglichst wenig Kontakt mit den Gefäßwänden zu haben. Die Aufgabe der roten Blutkörperchen in unserem Körper ist es, Sauerstoff und Kohlendioxid in jeweils entgegengesetzte Richtungen zu befördern: Der Sauerstoff wird von der Lunge in die Körpergewebe gebracht, das Kohlendioxid von den Geweben in die Lunge. Ein Kontakt mit der schnell vorbeiziehenden Arterienwand wäre für die roten Blutkörperchen potenziell gefährlich, da sie, wie winzige Luftballons, platzen könnten, wenn die Reibung an ihrer Wand auch nur ein wenig zu groß würde. So laufen die Erys in mittleren bis größeren Gefäßen in der Mitte des Blutstroms. Leukos stecken die Wandberührung locker weg, sie sind keine gespannten Luftballons wie die

Erys, sondern erinnern eher an winzige Amöben, können sich wie diese aktiv bewegen und sogar kleine »Füßchen« ausbilden. Diese kleinsten Amöben rollen also wie winzige Nasen unsere Gefäßwände entlang und »schnüffeln« mit Rezeptoren in ihrer Zellwand, ob es irgendwo verdächtig oder nach Entzündungen »riecht«. Wenn dies der Fall ist, werden sie blitzartig klebrig und bleiben an dieser Stelle der Gefäßwand hängen. Danach quetschen sie sich aktiv durch die Zwischenräume der Gefäßwandzellen aus dem Gefäß hinaus und schließen hinter sich die unsichtbare »Tapetentüre«. Nun zwängen die Leukos sich aktiv durch die Zellen des Gewebes in Richtung des stärksten Entzündungsgeruchs und geben verschiedene Substanzen ab, die dann das Entzündungsgeschehen auslösen. Dieses Entzündungsgeschehen ist nicht primär schlecht, es ist sogar lebenswichtig. Bakterien, virenbefallene Zellen und Krebszellen werden dadurch vernichtet. Hierbei spielt radikaler Sauerstoff eine wichtige Rolle. Es handelt sich dabei um einen Sauerstoff, der noch nicht zu der aus der Luft bekannten Molekülform O_2 verbunden ist, sondern als freies Sauerstoffatom gerade erst entsteht. Diese sogenannten »Sauerstoffradikale« wirken wie chemische Kampfmittel.[76] Sie perforieren Zellwände von Bakterien oder virenbefallenen Zellen und führen damit zum Absterben der jeweiligen Eindringlinge. Insofern sind die Sauerstoffradikale extrem wichtig für die körpereigene Abwehr, solange sie nicht übers Ziel hinausschießen und körpereigene gesunde Zellen angreifen.

Der Hirt der Immunzellen

Das menschliche Abwehrsystem ist sehr aktiv und würde vollkommen entgleisen, wenn es nicht eine Reihe von Zügeln gäbe.[77] Da ist zunächst das Cortisol, ein Hormon der Nebennierenrinde, das für eine generelle Beruhigung des Immunsystems sorgt, wenn es, zum Beispiel am Morgen oder unter Stress, ins Blut abgegeben wird. Eine Begleiterscheinung der Tätigkeit unseres Immunsystems ist nämlich die Müdigkeit. Sie kennen wahrscheinlich alle diese Müdigkeit von Infektionen, wenn man nur noch das Bedürfnis hat, zu schlafen. Verursacht wird die Müdigkeit durch Stoffe, die die Immunzellen produzieren, sogenannte Zytokine. Teilweise sind das genau die Stoffe, die von Immunzellen als Hilferufe an andere Immunzellen ausgeschickt werden, und die wir gleich anschließend im Zusammenhang mit dem vagalen Entzündungsreflex kennenlernen werden. Auch am Beginn des Schlafs, wenn das Immunsystem aktiv wird, werden diese Stoffe ausgeschüttet, ein Grund für die Müdigkeit, die uns hilft, gut zu schlafen. Darum wird am Morgen Cortisol ausgeschüttet, das die Eigenschaft besitzt, das Immunsystem zu beruhigen und die Zytokinproduktion zu drosseln. Das wiederum hilft uns beim Aufwachen.

Leider hat Cortisol unangenehme Nebenwirkungen, wenn es in zu großer Menge oder dauernd ausgeschüttet wird: Es führt zur Ansammlung von Flüssigkeit im Gewebe und hat eine unspezifische und generell dämpfende Wirkung auf das Immunsystem, was zu weiteren Komplikationen und Immunschwäche führen kann. Wesentlich besser geeignet zur Zügelung des Immunsystems ist ein vor wenigen Jahren entdeckter Reflex, auf den die Forscher erst in langwieriger Arbeit gestoßen sind: der »vagale Entzündungsreflex«, also ein Reflex, der vom Vagusnerv ausgeht.[78] Es zeigte sich nämlich, dass der Vagusnerv die Sprache der Immunzellen »versteht«[79]: Rezeptoren auf den zum Gehirn führenden sensiblen Fasern des Vagus werden durch die Stoffe aktiviert, die von den weißen Blutkörperchen ausgesandt werden, wenn diese auf einen potenziellen Angreifer stoßen. Zusätzlich zum radikalen

Sauerstoff erzeugen die Immunzellen nämlich Interleukine (das sind eben erwähnte Zytokine oder Zellbotenstoffe) sowie einen Tumornekrosefaktor. Mit diesen Stoffen rufen die Immunzellen weitere weiße Blutkörperchen, die aus dem Blut zum Entzündungsort kommen, zu Hilfe.[78] Man kann sich vorstellen, dass dieser Prozess immer weitergehen würde, da die herbeigeeilten Immunzellen wiederum weitere herbeirufen usw. Nachdem zunächst der Grund für die Entzündung, zum Beispiel Bakterien, virenbefallene Zellen oder Krebszellen, beseitigt ist, könnte die Vielzahl der Immunzellen, die ja mit radikalem Sauerstoff bewaffnet sind und damit die Zellwände anderer Zellen zerstören können, sogar die gesunden Körperzellen, die sie eigentlich beschützen sollten, aus dem Weg räumen. Wir werden diesbezüglich noch kurz auf den Begriff der »Sepsis« eingehen.

Vergleichbar sind die Immunzellen dabei mit sehr scharfen Hütehunden, die bei einem Angriff von Wölfen zunächst diese töten, aber dann auf die Schafe übergreifen und ein Blutbad unter diesen anrichten. Hier muss der Hirt rechtzeitig eingreifen, um die aggressiv gewordenen Hunde zurückzupfeifen, sobald ihre Aufgabe erfüllt ist. Genau das tut der Vagus! Sobald der Entzündungsherd dem Gehirn gemeldet wurde, veranlasst dieses eine Dämpfung des Entzündungsgeschehens lokal an der Stelle, an der es überzuschießen droht.[80]

Der neuentdeckte Homunculus des Vagus in unserem Gehirn

Neuroanatomen berichten, dass es im Stammhirn, wo diese Meldung hinläuft, eine Art Homunculus gibt, ein kleines Abbild des menschlichen Körpers, sodass jedes Areal im Körper einer entsprechenden Stelle in diesem Stammhirn entspricht.[81, 82] Auch in der Inselrinde des Großhirns gibt es so eine Körperrepräsentation der inneren Organe.[83] Dadurch kann unser Gehirn genau an die Stellen den Befehl zur Beruhigung senden, an denen die Entzündung zu massiv zu werden droht. Auch das läuft über den Vagusnerv, diesmal über die vom Gehirn zum Körper gehenden (motorischen) Fasern. Der Stoff, mit dem der Vagusnerv die Beruhigung erreicht, ist dasselbe Acetylcholin, das Otto Loewi in seiner Nobelpreisarbeit als »Vagusstoff« entdeckt hat. Man hat tatsächlich festgestellt, dass Immunzellen Rezeptoren für dieses Acetylcholin besitzen und auf Zugabe von Acetylcholin auch im Reagenzglas mit Beruhigung reagieren.[80] Der Vagusnerv und das Acetylcholin sind also so etwas wie ein notwendiges Beruhigungsmittel für übererregte Immunzellen[84], mit sehr spezifischer und dosierter Einsatzmöglichkeit.

Wenn der Hirt schläft

Was aber passiert, wenn der Vagusnerv nicht mehr genügend Aktivität zeigt? Zum Beispiel bei älteren Menschen, bei denen die Vagusaktivität in der Regel deutlich abnimmt? Folgerichtig nehmen chronische Erkrankungen im Alter zu und viele Befunde sprechen dafür, dass die mangelnde Vagusaktivität ein wichtiger Grund dafür ist, weil dadurch das eigene Immunsystem nicht mehr zum richtigen Zeitpunkt gezügelt werden kann und der Körper oder der Arzt mit Cortisol nachhelfen muss. Tatsächlich sind Menschen mit höherer Vagusaktivität bei gleichem Alter gesünder als solche mit geringerer, und tatsächlich ist das Ausmaß der Vagusaktivität mit der Lebenserwartung verknüpft. Wie wir noch sehen werden, gibt es Übungen, mit denen die Vagusaktivität trainiert werden kann. Diese Übungen sind mit großer Wahrscheinlichkeit eine Möglichkeit, länger gesund zu bleiben und vielleicht überhaupt länger zu leben. Auch die Ernährung spielt hierfür eine wichtige Rolle und wir werden Lebensmittel kennenlernen, die die Vagusaktivität stärken.

Vagale Aktivität kontrolliert stille Entzündungen

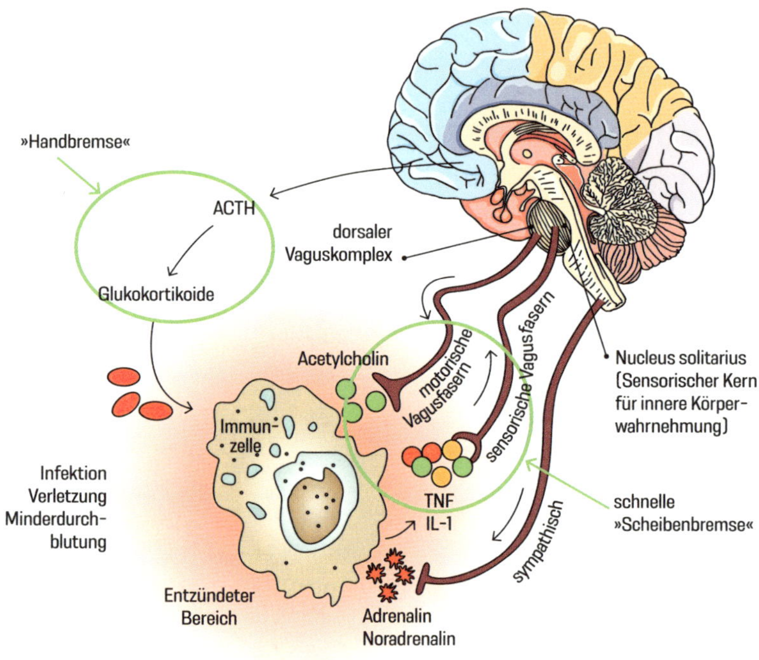

Der vagale Entzündungsreflex stoppt durch sensorische Vagusanteile, die dem Stammhirn melden, wo im Körper Entzündungen sind, sowie über den motorischen Vagus Entzündungen, indem er dort, wo die Entzündung zu stark zu werden droht, Acetylcholin absondert, das die überaktiven Immunzellen beruhigt.

Sepsis – Entgleisung des Immunsystems

Der Extremfall einer Entgleisung des Immunsystems ist als sogenannte »Sepsis« bekannt. Was man früher für die Folge einer Blutvergiftung durch Stoffe von Bakterien, Viren oder Pilzen gehalten hat, ist möglicherweise eine solche Überreaktion des Immunsystems. Tatsächlich findet man bei Sepsispatienten[85] und in der Zeit rund um Operationen[86] eine verringerte Vagusaktivität und eine Überaktivität des Immunsystems. Eine Sepsis kann durch verschiedenste Faktoren hervorgerufen werden: durch Bakterien, Viren oder Pilze, aber auch als Folge von Operationen, also durch die Verletzung von körpereigenem Gewebe, ohne dass fremde Mikroorganismen hierbei eine Rolle spielen müssen. Oft helfen auch Antibiotika nicht gegen die Sepsis, sodass Ärzte bisher oft ratlos waren, wenn sie die Antibiotikadosis immer mehr erhöhten und die Patienten trotzdem starben. Pro Jahr sterben in Deutschland allein etwa 85.000 Menschen an einer Sepsis, sie gilt als die dritthäufigste Todesursache, auch schon vor Corona. Besonders gefürchtet ist der sogenannte »Zytokinsturm«, der die Sepsis meistens begleitet.[87] Dabei steigen die Botenstoffe, von denen wir schon gelesen haben, rapide an, was zu einer immer stärkeren Aktivierung der Immunzellen führt. Ein tödlicher Kreislauf kann dadurch in Gang gesetzt werden, welchem, nach unserem Wissen, womöglich ausreichend Vagusaktivität ein Ende setzen könnte.

Warum Angst immer ein schlechter Ratgeber ist

Eine Sepsis und ein daraus resultierendes Multiorganversagen ist bei älteren Menschen auch als fatale Folge einer COVID-19-Erkrankung gefürchtet. Mit dem Wissen, dass eine Sepsis eine Folge von zu geringer Vagusaktivität sein kann, gewinnt die Vorbeugung und Behandlung der Sepsis auch bei dieser Erkrankung neue Bedeutung, wenn man dieses Wissen nutzen will.[80, 88, 89]

Hier kommt die Psychosomatik, der Einfluss von seelischen Faktoren auf den Körper, ins Spiel. Aus der Psychosomatik ist bekannt, dass aufkeimende Angst mit einer Reduktion der Vagusaktivität und einer Verstärkung der sympathischen Aktivität verbunden ist.[55, 90–92]

Der Organismus bereitet sich dadurch auf eine mögliche Kampf- oder Fluchtsituation vor. Es wird nun keine Rücksicht mehr auf das Immunsystem genommen, Ziel ist es, einer akuten Gefahr so schnell wie möglich zu begegnen. Es ist verständlich, dass Patienten, die in Gefahr sind, einer Sepsis zu unterliegen, auf keinen Fall in Angst versetzt werden sollten. Angst würde genau die wichtige Funktion des Vagusnervs beeinträchtigen, die in der akuten Infektionsphase mit Viren notwendig ist: die Fähigkeit, das Immunsystem genau so zu regulieren, dass weder eine zu geringe noch eine Überreaktion zustande kommt.

In der Zeit unseres weltraummedizinischen Projektes kurz nach 1990, in dem wir die Pulswellen von Kosmonauten im Weltraum untersuchten, arbeiteten wir in Graz auch mit einer chinesischen Ärztin, Liping Yü, zusammen, die viele unserer Versuchspersonen und Patienten mithilfe der chinesischen Pulsdiagnostik untersuchte. Sie hatte zu diesem Zweck eigens eine zusätzliche Ausbildung in China absolviert, in der sie auch viele chinesische Versuchspersonen und Patienten untersucht hatte. Die insgesamt zwölf Pulse werden an Taststellen am Handgelenk der rechten und linken Hand gemessen und entsprechen den Meridianen der chinesischen Medizin. Zum Abschluss unserer Messungen fragte ich Liping, ob sie einen generellen Unterschied zwischen asiatischen und europäischen Versuchspersonen in Bezug auf die unterschiedlichen

Pulse feststellen konnte. Zunächst druckste sie ein wenig herum, weil ihr offensichtlich die Antwort peinlich war, doch nachdem ich sie weiter ermuntert hatte, nahm sie sich ein Herz und sagte: »Im Westen: Nierenpulse sehr schwach!« Ich schaute sie verdutzt an und fragte, was dies in der chinesischen Medizin zu bedeuten habe? Sie antwortete leise: »Menschen im Westen haben sehr viel Angst!«

Entzündungen als Motor von chronischen Erkrankungen und Sepsis

Spielen Entzündungen tatsächlich eine so große Rolle für das Krankheitsgeschehen bei chronischen Erkrankungen? Tausende von Arbeiten haben inzwischen gezeigt, dass das, was wir als »Who's who« der Zivilisationskrankheiten kennen, mit großer Wahrscheinlichkeit eine Folge von stillen Langzeitentzündungen ist.[75] Sowohl von der Zeitschrift *Nature*, die diesem Phänomen ein Sonderheft widmete[78, 93–95], als auch vom *Time Magazin*e aufgegriffen, sind stille Entzündungen schleichende Killer, die unser Leben nicht nur verkürzen, sondern unser Lebensende auch traurig machen – durch schwere Erkrankungen, Depressionen, Demenz und vieles andere, das wir vermeiden könnten, wenn wir unseren Vagus wach halten würden.

Zytokinsturm – sogar Sepsis kann durch den Vagus gebändigt werden

Anlässlich der Coronakrise flammte 2020 wieder einmal die Diskussion auf, was wichtiger ist: eine natürliche Immunität oder die von der Medizin künstlich herbeigeführte. In Wirklichkeit war diese Frage schon längst beantwortet: Auch die ganze heutige Medizin ist dringend auf die natürlichen Selbstheilungsvorgänge im Körper angewiesen. Ein Chirurg kann zwar ein Krebsgeschwür entfernen oder ein Gelenk, das durch Entzündung geschädigt ist, austauschen, zuheilen kann er die Wunde jedoch nicht, dies kann nur der eigene Organismus. Der Vorgang des Zuheilens ist ein extrem komplexer, den bis heute auch der beste Arzt nicht wirklich versteht.

Auch eine Impfung ist ja letztlich nichts anderes als der Versuch, die Fähigkeiten des eigenen Immunsystems zu nützen: Würde das Immunsystem nicht auf die Impfung reagieren, wäre diese völlig nutzlos, ja sogar schädlich für den Organismus, da dieser den Giftstoffen, die durch die Impfung in den Körper gebracht werden, dann hilflos ausgesetzt wäre und sich nicht dagegen wehren könnte. Tatsächlich haben große Studien gezeigt, dass Menschen, die einer natürlichen Infektion ausgesetzt waren und diese gut überstanden hatten, eine mehrfach höhere Resilienz gegenüber weiteren Infektionen zeigten als solche, die nur geimpft waren, aber keine Infektion überstanden hatten.[96] Das Immunsystem bildet nämlich Antikörper nicht nur gegen ein einzelnes Protein, wie zum Beispiel das Spike-Protein (krankheitsauslösendes Protein des COVID-19-Virus), sondern gegen eine Reihe von Eigenschaften der Außenwand von Viren. Damit ist es besser in der Lage, sich vor neuen Varianten zu schützen, als dies durch eine Impfung möglich ist, die auf ein einzelnes, rasch mutierendes Protein angesetzt ist. Viren zeigen nämlich relativ rasch Einzelmutationen, können aber nicht ihre gesamte Zelloberfläche durch Mutation verändern, ohne ihre Vitalität zu verlieren.

Am Beginn der Coronakrise gab es relativ viele Todesfälle, die möglicherweise hätten verhindert werden können. So wurde den Patienten über die Medien eine enorme Angst vor der Krankheit eingeflößt, Beatmungsmaschinen wurden eingesetzt, die bei manchen Patienten zu Lungenentzündungen führten, und viele Dinge nicht unternommen, die eine

Ausbreitung der Erkrankung in die Lunge hätten verhindern können. Was damals nicht gesagt wurde: Viele naturheilkundliche Mittel und auch diätische Maßnahmen wie eine mediterrane Diät[97] sind sehr gut in der Lage, den Vagus zu stärken, Viren zu beruhigen[98–100], eine Überreaktion des Immunsystems zu verhindern[101] und damit einen milden Verlauf der Erkrankung zu bewirken[102], wobei der gesunde, vagusstärkende Lebensstil eine besonders wichtige Rolle spielt, wie *JAMA Internal Medicine* berichtet[103].

An einem Tag im Mai des Jahres 2020 besuchte ich mit einem Freund, einem langgedienten Chefarzt einer erfolgreichen medizinischen Einrichtung in Österreich, den österreichischen Gesundheitsminister. Wir präsentierten ihm ein Programm zur Stärkung des Immunsystems der Bevölkerung sowie zur Stärkung der Vagusaktivität, basierend auf unseren Studien im Bereich der betrieblichen und schulischen Gesundheitsförderung. Unser Appell lautete: »Machen wir Österreich zum gesündesten Land Europas und bereiten wir es dadurch auf die Pandemie vor!« Ich hatte eine halbe Stunde Zeit, dem Minister unser Programm zu präsentieren. Der Minister wirkte interessiert, konnte sich aber nicht durchringen, dieses Programm umzusetzen. »Ich werde auf Sie zukommen«, sagte er am Schluss, »sobald wir die Coronakrise überstanden haben! Derzeit sind wir voll mit dieser Krise beschäftigt.« Leider trat der besagte Minister bereits wenige Wochen nach dieser Begegnung zurück und die große Chance, die dieses Programm der österreichischen Bevölkerung gebracht hätte[103], verstrich ungenutzt.

Bereits als die ersten Meldungen über dramatische Verläufe der Coronaerkrankung durch die Medien gingen, war erkennbar, dass eine überschießende Immunreaktion eine wichtige Rolle im Krankheitsgeschehen spielt. Bald machte auch in medizinischen Kreisen die Meldung über den Zytokinsturm die Runde, der den Verlauf der Erkrankung bei manchen Menschen begleitete und für die fatalen Auswirkungen zumindest mitverantwortlich war. Es war auffällig, dass dies bei älteren Menschen häufiger auftrat sowie bei Menschen, die leistungsorientiert Sport betrieben. Bei diesen Gruppen ist nach unseren Beobachtungen die Vagusaktivität entweder schwach (ältere Menschen) oder der Sympathikus, also der Gegenspieler des Vagus, ist sehr aktiv (Leistungssportler).

Es war daher naheliegend, dass die Stärkung der Vagusaktivität mit einer besseren Resilienz gegenüber der Erkrankung einhergehen könnte. Entsprechende Forschungsanträge, die wir 2020 an die österreichische Forschungsförderungsgesellschaft übermittelten, wurden leider abgelehnt. Zum Glück haben Kollegen diese Idee aufgegriffen und tatsächlich in einigen Projekten nachweisen können, dass der Verlauf der Coronaerkrankung durch eine Aktivierung des Vagus positiv beeinflusst werden konnte.[104]

So konnte eine Studie in Wien zeigen, dass die entzündungsfördernden Zytokine bei COVID-Patienten durch Vagusstimulation über einen Punkt an der Ohrmuschel signifikant verringert und die entzündungshemmenden Zytokine verstärkt werden konnten[105], und dies bereits nach wenigen Tagen. Auch die Anwendung von Nikotin[106], das ein Enzym hemmt, das den »Vagusstoff« Acetylcholin zerlegt und dadurch für mehr frei verfügbares Acetylcholin sorgt, hat sich inzwischen als hilfreich bei Sepsiserkrankungen erwiesen[107], allerdings nicht geraucht, sondern als medizinisches Pflaster über die Haut aufgenommen.

Vagusstärkung als Heilungsprinzip

Was können wir also tun, um uns vor *silent inflammations* zu schützen und lange sowie gut zu leben? Wie vieles in der Medizin ist die Nutzung des Vagus als Heilungsprinzip nichts absolut Neues. Noch vor etwa 50 bis 60 Jahren gab es rege medizinische Forschung auf dem Gebiet der Balneologie, der Nutzung von Heilbädern und Kurorten zur Stärkung des menschlichen Organismus. Diese Form der Prävention nutzte viele Methoden, von denen wir heute wissen, dass sie den Vagus stärken, als Teil einer Erfahrungsheilkunde, für die vor allem die beobachtete Wirkung und die ärztliche Erfahrung wichtig waren, nicht so sehr die molekularbiologischen Details.

Bäder- und Klimaheilkunde

Da man die Aktivität des Vagusnervs zu dieser Zeit noch nicht messen konnte, war man sich häufig gar nicht bewusst, was der Grund für den großen Erfolg dieser Methoden war, wenn sie denn richtig angewendet wurden. Trotz Ermahnung durch die Kurärzte nutzten manche Patienten die freie Zeit in den Kurorten eher zum Besuch von Backhendlstationen als zur Nutzung der »Terrainkur«, wie man zu dieser Zeit das Gehen in der freien Natur nannte. Durch die schlechten entzündungsfördernden Fette, die zum Braten der Backhühner genutzt wurden, wurde vielfach am Nachmittag ein Teil der Wirkung der vormittäglichen Bäder, Massagen und Übungen zunichte gemacht. Da sich die medizinische Forschung mit der Zeit immer mehr in pharmakologische Richtung bewegte, fehlten auch die unterstützenden Forschungsansätze, die in den 50er- und 60er-Jahren des 20. Jahrhunderts noch vorhanden waren. Die Krankenkassen nahmen dies wohlwollend zur Kenntnis und strichen immer mehr der von ihnen nicht geliebten Kuranwendungen. Dabei haben Studien gezeigt, dass Erholungskuren wesentlich längerfristiger wirken als Leistungskuren, da sie besser dafür geeignet sind, die heilende Vagusaktivität zu verstärken.[108] Medizin muss also nicht bitter schmecken!

Klinken wir uns einmal in diese Welt ein, in der Vagusstärkung als Wiederkehr von Jugendlichkeit erlebt wird. Was wird dort gemacht?

Die Wellnesskur der erfolgreichen Kurhäuser

Auch das heutige Konzept von Kuren beruht auf entspannungsfördernden Anwendungen. Es wird auf *digital detox* gesetzt und die Tagesabläufe sind streng strukturiert. Zunächst einmal Entspannung und digitale Detoxifizierung (Entgiftung). Zum Teil wird den Kurgästen für die Dauer ihrer täglichen Kurzeiten das Handy abgenommen, welch eine Qual! Sie bewegen sich in einer Atmosphäre streng strukturierter Tagesabläufe, in denen sie zu bestimmten Uhrzeiten essen, Heilanwendungen bekommen und Pausen machen. Im Idealfall werden diese Heilanwendungen sogar rhythmisch verabreicht. In der Praxis bedeutet dies, dass die Kur alternierend sympathikus- und vagusaktivierend angelegt ist. Auf eine anstrengende Intervention mit viel Bewegung, wie zum Beispiel Schwimmen oder Gymnastik, Yoga oder Eurythmie, folgt nach einer kurzen Pause eine entspannende Intervention wie zum Beispiel Massage, Atemübungen, warme Bäder mit ätherischen Ölen oder eine Farblichttherapie[109], bei der sich die Kurgäste entspannen können. Wiederum nach einer kurzen Pause folgt erneut eine anstrengende Intervention, danach nochmals eine entspannende. Das vegetative Schaukeln ist für den Organismus besonders günstig und ein Lerneffekt für den darauffolgenden Nachtschlaf.

Jede dieser Anwendungen dauert maximal eineinhalb Stunden. Nun ist die Mittagspause erreicht und nach einem leichten Essen mit gesunden Omega-3-Fettsäuren (frisches Leinöl, Hanföl, Walnussöl), Gemüse, Früchten und Ballaststoffen kann ein Mittagsschläfchen gemacht werden oder man entscheidet sich für ein entspannendes Liegen in der Natur. Am Nachmittag folgt nochmals eine Wandereinheit durch eine parkähnliche Waldlandschaft oder entlang eines Sees, danach steht der Abend zur freien Verfügung. Kaffee am Nachmittag ist verpönt, manchmal sogar am Vormittag. Stattdessen werden Kräutertees angeboten, die mit bereitstehendem heißen Wasser sofort frisch gemacht werden können und die dafür sorgen sollen, dass genügend Flüssigkeit vom Organismus aufgenommen wird. Damit werden Stoffwechselprodukte ausgeschwemmt, sodass ein zusätzlicher Reinigungseffekt für den Organismus entsteht und die Tätigkeit der Nieren unterstützt wird.

Am Abend gibt es ein leichtes Essen, Fernsehen ist wiederum verpönt, es sollte gelesen, meditiert oder in geselliger Runde alkoholfrei Konversation betrieben werden. Nicht zu spät erfolgt dann das Schlafengehen, meist auch von einer Zeremonie begleitet, sodass ein regelmäßiger und genügend langer Schlaf die Kur begleitet und der gesundende Effekt des Schlafs für die Heilerfahrung genutzt werden kann. Die Schlafzimmer sind relativ dunkel, sehr ruhig, gut gelüftet und mit angenehmer Temperatur, nicht zu heiß und nicht zu kalt. Der nächste Morgen beginnt wieder mit einem kräftigen Frühstück. Davor kann, gleich nach dem Aufstehen, noch eine kurze aktivierende Einheit, zum Beispiel Yoga, zum Ankurbeln des Stoffwechsels stattfinden.

Ihre eigene Wellnesskur zu Hause

Klingt doch verlockend, finden Sie nicht? Tatsächlich können Sie viele Elemente, die hier beschrieben sind, auch in Ihr tägliches Leben übernehmen. Die rhythmische Einteilung des Tages mit einer Pause nach jeweils 90 Minuten Arbeitszeit können Sie zum Beispiel übernehmen, sofern Sie sich die Arbeit selbst einteilen können. Entrümpeln Sie Ihre Wohnung nach Möglichkeit, noch bevor Sie diese zu einem Ort der Entspannung machen, mithilfe eines der Bücherklassiker auf diesem Gebiet[110, 111], und Sie werden staunen, wie diese Befreiung von überflüssigem Hab und Gut sich auf Ihren Gemütszustand auswirkt! Falls Sie Platz in Ihrer Wohnung haben und sich von manchen Dingen nicht trennen können: Eröffnen Sie ein »Rumpelzimmer«, in das, dicht gepackt, alles hineinkommt, was in der restlichen Wohnung nur Staub fangen würde.

Zubehör zur schnellen Bereitung von Kräutertees wie Wasserkocher und Teesiebe sowie Kräutertees haben Sie wahrscheinlich schon zu Hause. Es gibt auch Kaffeemaschinen mit Heißwasserspender für noch schnellere Tees. Eine Saftpresse für frischen Orangensaft ist eine gute Anschaffung. Wenn Sie zwei bis drei Kilo Bio-Orangen, -Mandarinen oder -Grapefruits auf Vorrat pressen und in Glasflaschen in den Kühlschrank stellen, können Sie ohne weitere Mühe drei bis vier Tage lang wohlschmeckenden Frischsaft genießen und brauchen nur einmal die Saftpresse reinigen. Nach einiger Zeit werden Sie keinen Fertigsaft mehr mögen. Trinken Sie Fruchtsäfte nur verdünnt mit Leitungs- oder Mineralwasser, um nicht zu viel Zucker aufzunehmen. Früchte enthalten jedoch außer Zucker noch eine Fülle an wertvollen Mineralstoffen und Vitaminen, sodass ihr gesundheitlicher Wert mit herkömmlichen Softdrinks nicht zu vergleichen ist. Vitamine werden für den Stoffwechsel des Zuckers benötigt und dem Körper von den Früchten selbst zur Verfügung gestellt.

An den Wochenenden können Sie Wellnesseinheiten einbauen, ganz nach dem rhythmischen Prinzip von Anregung (Körperübungen, Spaziergänge, Workouts) und Entspannung (ein warmes Bad mit ätherischen Ölen, Massage durch den Partner oder die Partnerin, Atemübungen), welches alle 90 bis 120 Minuten wechseln sollte. Wenn Sie dann noch das Glück haben, in der kälteren Jahreszeit einen wärmenden Kaminofen im Wohnraum stehen zu haben, stellen Sie eine Liege oder einen Futon davor auf und Sie haben eine ideale Entspannungssituation für die Pause zwischen den Einheiten. Ein gutes Buch oder Meditationsübungen helfen Ihnen dabei, diese Pausenzeit gut zu nützen.

Der Wert natürlicher Umgebung – Green Spaces und Shinrin Yoku

Die Vorfahren des Menschen haben viele Millionen Jahre in natürlicher Umgebung gelebt, bevor die Menschen vor etwa 10.000 Jahren begannen, Häuser zu bauen und sich von der Natur immer mehr abzuschließen. Der Lebensraum der frühen Menschen war, von der Schirmakazien-Parklandschaft und den Seeufern Ostafrikas ausgehend, meistens im Bereich des Übergangs von Waldlichtungen und Wasser. Von daher ist es kein Wunder, wenn sich viele Menschen in der Natur besonders wohlfühlen[112] und in ihren Gärten versuchen, die Parklandschaft dieser frühen Lebensräume durch Bäume, Gras, Büsche und Teiche nachzubauen.

Studien haben gezeigt, dass Menschen in solchen grünen Lebensräumen weniger depressiv sind[113] und eine signifikant höhere Vagusaktivität aufweisen, im Vergleich zu Stadtrandlandschaften mit viel Beton, bei sonst gleichen Bedingungen. Dies trifft besonders auf Wälder zu, aber grüne Lebensräume sind generell gesundheitsfördernd und lassen Krankheiten schneller heilen. Ein Fenster zum natürlichen Grün im Krankenhaus reduziert die benötigten Schmerzmittel und beschleunigt den Heilungsprozess.[114] Trotzdem werden bei uns noch immer Krankenhäuser und medizinische Universitäten gräulich Grau in Grau gebaut, während Norwegen und andere skandinavische Länder österreichische Experten einladen und die ersten Massivholzkrankenhäuser planen. Der Aufenthalt an Wasserflächen in der Natur verstärkt die Vagusaktivität deutlich mehr als ein Kultururlaub in den schönsten Städten Italiens, wie wir in einer Studie über den Aufenthalt am Wasser im Vergleich zu so einem Kultururlaub nachweisen konnten (Projekt »K-Net-Wasser«: Area 3: Wasser, Tourismus und Gesundheit). Auch die Umgebung von Wasserfällen hat mit ihrer enorm hohen Konzentration an negativen Luftionen[115] einen positiven Einfluss auf unsere Gesundheit[116].

Erstaunlicherweise kann man sich einen Teil der Wirkung von grünen Räumen durch Naturmaterialien wie etwa Holz auch in die eigene Wohnung holen. Wir haben zum Beispiel die Auswirkung von Zirbenholzbetten auf die Schlafqualität und die Vagusaktivität untersucht und festgestellt, dass bereits die Tatsache, dass man in einem Bett aus massivem Zirbenholz schläft, beides verbessern und eine bessere Koordination zwischen Herzschlag und Atmung ermöglicht.[117] Ein Büro, das teilweise mit Zirbenholz verkleidet ist, senkt die Herzfrequenz bereits binnen zwei Minuten um 5 Prozent im Verhältnis zu einem mit Spanplatten verkleideten Büro – auch eines der erstaunlichen Forschungsergebnisse unserer Studien. Eine ähnlich verringerte Herzfrequenz konnten wir in einem Raum mit Fichtenholzverkleidung im Verhältnis zu einem Spanplattenraum beobachten, wenn auch dabei der Unterschied geringer war. Aufgrund von neueren Forschungen in Frankreich[118] gehen wir davon aus, dass die von Nadelhölzern wie der Zirbe emittierten ätherischen Öle[119] eine vagusstimulierende Wirkung aufweisen, wie wir dies auch nach Betrachtung unserer Ergebnisse vermutet hatten.

In einem weiteren Projekt mit Schülern einer Schule in der Steiermark verglichen wir jeweils zwei Klassen, von denen die einen vorwiegend mit Massivholz und Naturmaterialien ausgestattet waren, die anderen konventionell mit Gipskartonplatten und Kunststoffmöbeln. Die Schulkinder in den konventionellen Klassen zeigten im Laufe des Schuljahres, wie von uns erwartet, infolge der schulischen Belastung einen Anstieg der Herzfrequenz und einen Abfall der Vagusaktivität. Die Kinder in den Klassen mit Naturmaterialien jedoch senkten sogar ihre Herzfrequenz gegenüber den Ferien und erhöhten ihre Vagusaktivität. Dies konnte übereinstimmend in jeweils beiden untersuchten Schulklassen beobachtet werden und bei Mädchen stärker als bei Knaben, mit jeweils gleicher Tendenz. Insgesamt ersparten sich die Schüler in den Naturklassen im Mittel 7.600 (!) Herzschläge pro Tag, im Vergleich zu den konventionellen Klassen.[120] Seit die Ergebnisse dieses Projektes bekannt sind, werden in der Steiermark mehr Holzmaterialien in neugebauten Schulen verbaut.

Auch subjektiv wird von Erwachsenen ein echter Holzparkettboden einem Laminatboden deutlich vorgezogen, sowohl was die Haptik als auch das Aussehen[121] betrifft, wie eine andere unserer Studien zeigte[122]. Bereits das Berühren von Naturmaterialien führt im Vergleich zum Berühren von Kunststoffen, Keramik oder Metallen zu einer Erhöhung der Vagusaktivität.[123] Bezüglich der Oberflächenbehandlung hat sich herausgestellt, dass unbehandelte oder mit Naturöl geölte Holzflächen die beste Wirkung auf den Vagus hatten, während Hochglanzpolyester eher negative Wirkung zeigte. Zu dem Zeitpunkt, als unser Institut diese Studien durchführte, waren wir Pioniere, und die Wirkung von Natur und Naturmaterialien auf die Gesundheit wurde international noch kaum beforscht. Mittlerweile haben zahlreiche Institute in Korea[124], Japan[125], Norwegen und Kanada diese Ergebnisse bestätigt und finden immer neue Zusammenhänge zwischen Naturmaterialien und Gesundheit, meist auch im Zusammenhang mit einer Steigerung der Vagusaktivität[126].

Wenn Sie sich für diese Themen näher interessieren, kann ich Ihnen die Bücher empfehlen, die ich zum Thema Naturwirkungen geschrieben habe.[127–129] Dort sind die Studien und praktische Tipps[130] ausführlich beschrieben.

Die Spitzenmedizin der Zukunft – Prävention und Gesundheitsbildung

In der Diskussion über die Zukunft der Medizin wird sehr oft davor gewarnt, dass die Spitzenmedizin in Gefahr sei, sofern nicht genügend Geld (und das ist nicht wenig!) für das medizinische System zur Verfügung gestellt werde. Unter »Spitzenmedizin« werden dabei meist Organtransplantationen, aufwändige gentechnische Methoden und extrem teure Krebstherapien verstanden. Schauen wir uns dieses Thema einmal unvoreingenommen und ohne Interessenskonflikte an: Ist es wirklich Spitzenmedizin, also die bestmögliche Form der Medizin, wenn Menschen erst in lebensbedrohlichen Situationen gerettet werden? Ohne Zweifel leisten beispielsweise die Unfallchirurgie und die Akutmedizin, wenn sie gebraucht werden, Hervorragendes. Noch nie in der Geschichte konnten Menschen aus so lebensbedrohlichen Situationen wieder zurückgeholt werden wie heute auf einer Intensivstation. Trotzdem stellt sich die Frage, ob die Prävention solcher Situationen nicht noch intelligenter wäre als nur die Bereitstellung aller dafür nötigen Therapien. Wird denn ob all dieser Hightech-Medizin genügend für die tägliche Prävention getan?

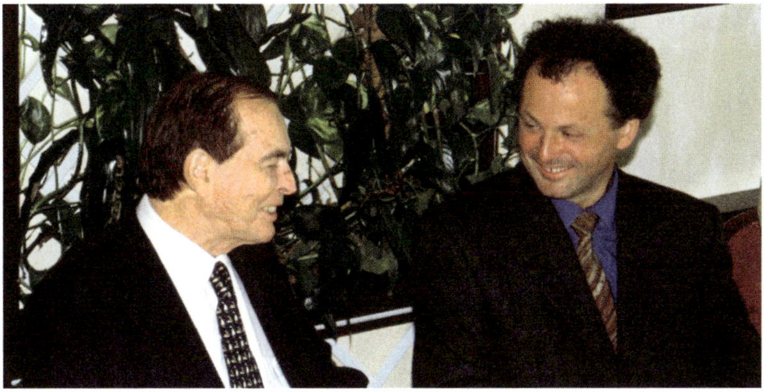

Der berühmte Transplantationschirurg Christiaan Barnard (links im Bild), dem 1967 als Erstem eine Herztransplantation gelang, besuchte unser Institut in Weiz im Jahr 1999, da er begann, sich für Prävention zu interessieren. In seinem Buch zum Herz schrieb er kurz nach dem Besuch bei uns: »Ich habe in meiner Berufslaufbahn etwa 150 Menschen das Leben gerettet, indem ich ihnen ein neues Herz eingepflanzt habe. Hätte ich mich von Anfang an der Prävention gewidmet, so hätte ich vielleicht 150 Millionen Menschen vor einem frühen Tod bewahren können!«[131]

Leider muss ich hier aus eigener Erfahrung sagen, dass es wesentlich schwieriger ist, Forschungsgelder für Prävention aufzustellen, als solche für die Therapie eindrucksvoller Erkrankungen. Auch sterben bei Weitem weniger Menschen durch Unfälle oder akute Erkrankungen als durch sogenannte »chronische Erkrankungen«, Krankheiten, die ihre Ursachen lange vor ihrem Ausbruch haben und über lange Zeit entweder nicht bemerkt oder nicht verhindert wurden. Das Thema Prävention ist zwar finanziell nicht so interessant wie Arzneimittel und chirurgische Interventionen, aber Prävention ist eigentlich DIE Spitzenmedizin der Zukunft! Ich habe in Ärzterunden öfter miterlebt, dass die medizinischen Kollegen mir in diesem Punkt zwar zustimmten, aber sogleich meinten, dies würden die Patienten ohnehin nicht tun. Das ist zweifelsohne richtig, wenn Prävention nur Verzicht bedeutet (auf Rauchen, Alkohol, gutes Essen etc.). Prävention sollte Freude machen, ein besseres Lebensgefühl vermitteln, sich gut anfühlen und schmecken. Und das tut sie auch, wenn sie richtig angegangen wird.

Wie so oft liegt die Ursache für das Zögern der Ärzte, aktive Prävention für ihre Patienten zu betreiben, auch in ihrer Ausbildung. An der medizinischen Hochschule lernen sie alles über Krankheiten, aber nur sehr wenig über Gesundheit und gesunden Lebensstil. An vielen medizinischen Universitäten wird die systemische Physiologie, also die Lehre von den gesunden Körperfunktionen, heute verdrängt durch eine enge Molekularbiologie, in der die großen Zusammenhänge nicht mehr richtig gesehen werden können, weil der Blick auf das extreme Detail gerichtet ist.

Auch in einem Journal der renommierten Ärztezeitschrift *The Lancet* wurden kürzlich die schlechte Ausbildung und das geringe Wissen der Ärzte über gesunde Ernährung beklagt.[132] Ärzte müssten eigentlich ein Vorbild an Gesundheitsbildung für ihre Patienten sein und dementsprechend lange leben. Das war tatsächlich früher bei Landärzten der Fall, im Moment liegt die Lebenserwartung der Ärzte höchstens beim Durchschnitt der Bevölkerung, bei einzelnen Fachrichtungen sogar weit darunter, und das trotz des Zugriffs auf die bestmöglichen Formen der heutigen Medizin.

Betrachtet man das Phänomen aus ökonomischer Sicht, wird bald klar, wo die größten Kosten des Gesundheitssystems verbraucht werden. Im fließenden Übergang von »ganz gesund« bis »schwer krank« gibt es den Bereich der sogenannten »Sub-Health«, in dem man noch nicht wirklich krank, aber auch nicht mehr richtig gesund ist. Spätestens zu diesem Zeitpunkt sollte alles unternommen werden, um die Gesundheit wiederherzustellen. Gerade darauf ist die heutige Medizin aber nicht ausgerichtet. Ihr Schwerpunkt liegt in der Behandlung von schwer kranken Menschen, was meistens im Krankenhaus erfolgt. Dort explodieren auch die Kosten, wenige Tage kosten dann so viel wie einige Jahre Sub-Health. Noch besser ist es allerdings, wenn die Prävention bereits in dem Bereich erfolgt, den wir als »weitgehend gesund« bezeichnen können. Allerdings ist der Leidensdruck zu diesem Zeitpunkt meist nicht groß genug, um sich wirklich mit der eigenen Gesundheit zu beschäftigen. In der zukünftigen Medizin sollte ein »Gesundheitsleitsystem« helfen, die Kosten in Richtung Prävention zu verlagern und damit nicht nur das Gesundheitssystem zu entlasten, sondern auch ein längeres, gesundes Leben zu ermöglichen.

Prävention als Kundensuche?

Leider wird Prävention sehr oft gerade in medizinischen Kreisen falsch verstanden. Was ich hier mit Prävention meine, sind nicht verstärkte Diagnostik und Gesundenuntersuchungen, bei denen eigentlich nur neue Krankheiten gesucht werden. In einem Faltblatt einer österreichischen Krankenkasse, die sich neuerdings »Gesundheitskasse« nennt, fand ich eine Zusammenfassung dessen, was dort unter Prävention verstanden wird. Das ging von der Mammografie über die üblichen Gesundenuntersuchungen des Blutbildes bis zur Darmspiegelung. Ich fragte meine Studenten dann in der Vorlesung, was sie von dieser Art der Prävention hielten. Die Antwort lautete knapp und klar: »Suche nach neuen Kunden!«

Wir wollen im Folgenden einige Wege kennenlernen, wie wir, auch mithilfe des Vagusnervs, Prävention ohne Selbstkasteiung und mit optimalem Lebensgefühl erreichen können. Ziel wird es sein, voller Lebensfreude zu leben, die kleinen Dinge schätzen zu lernen, Dankbarkeit gegenüber dem Leben zu entwickeln und daraus mehr dauerhafte Lebensfreude zu beziehen, als es jeder Lottogewinn oder Reichtum zu bringen vermag.

Gesundheitsbildung und Resilienz

Wenn ich ein Ziel erreichen möchte, ist es wichtig, die Wege dorthin zu wissen, deshalb werden wir einiges über die Bildung von Gesundheit hören. Der Vagusnerv wird dabei eine wichtige Rolle spielen, da er sozusagen unser Steuerorgan für die Gesundheit ist. Über den Vagusnerv halten wir die Zügel in der Hand, um unseren Lebenswagen in Richtung Gesundheit zu lenken. Jede Nacht hilft uns dieser Nerv beim Einschlafen, senkt unsere Herzfrequenz, stimmt Herzschlag und Atmung aufeinander ab, zügelt unser Immunsystem, stimuliert unsere Drüsen, die die Stoffe für die Verdauung und den Stoffwechsel produzieren, und erzeugt die Rhythmen, die uns helfen, verletzte Zellen zu heilen, unsere Organe zu regenerieren und jeden Morgen etwas jünger zu erwachen, als wir am Abend eingeschlafen sind.

Wie wir schon gehört haben, kann uns das zwar insgesamt nicht jünger machen, aber immerhin ein zu schnelles Altern verhindern. Sehen wir uns nun die einzelnen Bereiche der Vaguswirkung genauer an:

Keep it cool, Baby

Die auffallendste Eigenschaft des Vagusnervs ist seine Fähigkeit, die Herzfrequenz zu verringern. Er wirkt dabei so schnell und stark, dass er ein normal schlagendes Herz in weniger als zwei Sekunden komplett stoppen kann. Zum Glück tut er das in der Regel nicht, sondern verringert die Herzfrequenz nur um einige Schläge pro Minute, wenn er zum Beispiel durch Atemübungen oder Ruhelage aktiviert wird. Das Herz besitzt auch die Fähigkeit, dieser Schnellbremsung in Notfällen rasch zu entkommen, sonst wäre die Menschheit wahrscheinlich schon an Herzstillstand verstorben bzw. ausgestorben.

Um zu verstehen, wie der Vagus diese Schlagverlangsamung bewerkstelligt, müssen wir uns den Vorgang der Rhythmusbildung beim Herzschlag ansehen. Im Herz befindet sich ein kleiner, aber wichtiger Knoten von nervenähnlichen Zellen, der die Fähigkeit besitzt, sich rhythmisch zu entladen, der sogenannte »Sinusknoten«. Er ist der Steuermann und Dirigent unseres Herzmuskels.

Normalerweise besitzt jede Zelle im Körper eine gleichbleibende negative Ladung in ihrem Inneren, verglichen mit der Außenseite der Zelle. Dieser Elektronenüberschuss im Zellinneren ist das Zeichen, dass die Zelle lebendig ist. Tote Zellen haben keinen Ladungsunterschied zwischen innen und außen. Nerven- und Muskelzellen haben die Fähigkeit, diese Ladung bei Bedarf zu reduzieren und damit miteinander zu kommunizieren – zu sprechen. Die Entladung der Zellen im Sinusknoten erfolgt dadurch, dass die Außenwand dieser Zellen ein bisschen undicht ist, also leckt, sodass ein kleiner Strom fließt und daher der elektrische Spannungsunterschied zwischen innen und außen langsam ausgeglichen wird.

Wird eine bestimmte Schwelle unterschritten, so schlägt die langsame Entladung plötzlich in eine schnelle um. Dies ist der Auslöser für den nächsten Herzschlag und die plötzliche Welle der Entladung veranlasst die Herzmuskelzellen, sich zusammenzuziehen und das Blut in unseren Körper zu treiben – eine arterielle Pulswelle entsteht. Nach dieser vollständigen Entladung regeneriert sich die Ladung in den Zellen des Sinusknotens und des Herzmuskels durch winzige Zellorganellen, kleine Pumpen für geladene Ionen, sodass nach jeder schnellen Entladung eine langsame Aufladung erfolgt und danach wieder eine zunächst langsame, dann schnelle Entladung. Durch diesen rhythmischen Vorgang von Aufladung und Entladung kommt unser Herzschlag zustande.

Die wohltuende Wirkung des Vagus auf das Herz

Die Botenstoffe des Vagusnervs besitzen nun die Fähigkeit, die Membrane ein wenig undurchlässiger zu machen, wodurch die Entladung und damit der nächste Herzschlag langsamer erfolgen. Das hat eine Reihe von Konsequenzen für unser Herz. In gewisser Weise ist der Herzmuskel ein sehr selbstloses Organ: Er hilft dabei, Sauerstoff und Blut in den ganzen Körper zu bringen, indem er sich zusammenzieht. Gerade in dieser Zeit der »Systole« kann er sich jedoch selbst nicht versorgen, da der Druck im Inneren des Muskels zu hoch ist, um eine Durchblutung der ins Innere führenden Blutgefäße (Koronargefäße) zu ermöglichen. Das kann nur während der Entspannungsphase passieren, medizinisch »Diastole« genannt. Unser Herzmuskel muss quasi selbst die Luft anhalten, während er dem Körper Sauerstoff und Nährstoffe bringt. Deshalb ist die Diastole auch so wichtig, da nur in dieser Zeit Sauerstoff und Nährstoffe, vor allem Glukose, zugeführt und Stoffwechselprodukte abgeleitet werden können. Fatalerweise benötigt die Systole immer etwa die gleiche Zeit, egal, wie schnell das Herz schlägt. Eine Beschleunigung des Herzschlags führt also automatisch vor allem zu einer Verkürzung der Diastole und damit zu einer schlechteren Versorgung des Herzmuskels. Gerade dann, wenn das Herz besonders viel leisten muss, wird es selbst am wenigsten versorgt.

Von daher ist es verständlich, dass die durch den Vagus bedingte Verlangsamung des Herzens eine richtige Wohltat für unser zentrales Organ ist. Aahh, es kann sich entspannen, tankt Nahrung, schlürft Sauerstoff und wird die lästigen

Schlackenprodukte los, die durch die intensive Kontraktion der Muskelfasern produziert werden. Man hat beobachtet, dass das Herz von Wildtieren etwa eine Milliarde Mal im Laufe ihres Lebens schlägt. Beim Menschen sind es, bei durchschnittlicher Lebenserwartung, etwa zwei bis drei Milliarden Herzschläge, die ein Herz durchhält, wenn es gut gepflegt wird. Das sind etwa viermal so viele Zyklen, wie ein Automotor Umdrehungen in seiner Lebenszeit schafft. Tatsächlich haben einige Studien gezeigt, dass insbesondere Männer signifikant länger leben, wenn das Herz in Ruhe langsamer schlägt.[133–135]

Ein langsamer Schlag gibt dem Herzen eine längere Entspannungszeit und mehr Zeit für Erholung. Allerdings gibt es hier Grenzen, da eine Herzfrequenz von weniger als 40 Schlägen pro Minute, ausgenommen bei sehr gut trainierten Menschen, ein Hinweis darauf sein kann, dass nicht der Sinusknoten, den wir jetzt soeben besprochen haben, sondern der sogenannte »AV-Knoten« den Taktstock für den Herzschlag übernommen hat. Dieser schlägt langsamer als der Sinusknoten und führt ein Notfallprogramm aus, wenn der Sinusknoten ausfällt. In diesem Fall reicht die Herzleistung nicht mehr aus, um anstrengende Tätigkeiten zu vollführen. Der Sinusknoten kann zum Beispiel durch Entzündungen so geschädigt sein, dass er unter die Schlagzahl des AV-Knotens sinkt, dann übernimmt dieser. Auch unser Herz hat wie fast jedes Organ in unserem Körper eine Notlösung parat, wenn ein wichtiges System ausfällt. Der AV-Knoten ist in diesem Fall der Notersatz für den Sinusknoten, reicht jedoch leider nicht aus, um ein aktives Leben zu ermöglichen, weshalb solche Patienten heute meist Herzschrittmacher erhalten. Wie wir schon mehrmals gehört haben, sind es gerade Entzündungen, die hier zu Schädigungen des wichtigen Sinusknotens führen können, Entzündungen, die wir im besten Fall mit Prävention und Vagusaktivierung vermeiden können.

Wann soll ich beginnen, meinen Vagus zu stärken?

Natürlich ist es in jedem Lebensalter sinnvoll, Ihren Lebenserhaltungsnerv zu trainieren und zu stärken. Trotzdem gibt es bestimmte Altersschwellen, ab denen es besonders wichtig ist, etwas für die Gesundheit zu unternehmen. Eine soeben erschienene Arbeit hat die Veränderung verschiedener Gene bei Menschen zwischen 25 und 75 Lebensjahren bei 108 Versuchspersonen über mehrere Jahre beobachtet. Die Untersuchung hat eine erstaunliche Diskontinuität mit einer Abschaltung günstiger Gene und einer verstärkten Aktivität ungünstiger Gene besonders um das 44. sowie das 60. Lebensjahr gefunden.[136] Dazwischen verlief die Alterung kontinuierlich. Die beiden Schwellen traten erstaunlicherweise sowohl bei Frauen als auch bei Männern im gleichen Alter auf.

Unser Institut hat bei über 800 Versuchspersonen verschiedenen Alters Messungen durchgeführt, in denen die vegetative Aktivität kontinuierlich über 24 Stunden gemessen wurde. Auch hier konnten wir erstaunliche Diskontinuitäten der Vagusaktivität finden, insbesondere in der Nacht, wenn Heilungsvorgänge stattfinden sollen. Unsere Versuchspersonen waren zwischen einigen Lebenswochen und 60 Jahren alt, und wir konnten zwei bis drei solche Diskontinuitäten finden. Wie in der oben zitierten Studie[136] gibt es wenige Verlaufsunterschiede zwischen Männern und Frauen: Ein Alterungssprung des Vagus setzt nach dem zehnten Lebensjahr ein, wahrscheinlich mit dem Einsetzen der Pubertät, wenn die Vitalität der frühen Jugend abnimmt und einer vorübergehenden Müdigkeit weicht.

Ein zweiter Sprung folgt etwa mit dem 30. Lebensjahr und ein dritter, besonders ausgeprägter, etwa mit dem 40. Lebensjahr. Zu diesen drei Zeitpunkten treten jeweils deutliche Abnahmen der Dauer und Stärke der Vagusaktivität in der

Nacht und damit verringertes Heilungs- und verstärktes Entzündungspotenzial auf.

Von Sozialversicherungen in Deutschland weiß man, dass sie nicht begeistert sind, wenn sich Versicherungsnehmer über 42 Jahren neu versichern lassen wollen. Die Krankheitsstatistik zeigt nämlich zu diesem Zeitpunkt einen steilen Anstieg nach oben. Ein weiterer Beleg dafür, dass die Stärke unserer Vagusaktivität für unsere Gesundheit von größter Bedeutung ist. Das 30. oder spätestens das 40. Lebensjahr sind also nach unseren bisherigen Messungen Zeitpunkte, wo Sie mit Ihren Gesundheitsübungen und Lebensstiländerungen ernsthaft beginnen sollten. Derzeit sind Messungen an unserem Institut im Gange, die auch den Zeitpunkt des 60. Lebensjahrs auf eine mögliche Diskontinuität im Alterungsprozess untersuchen.

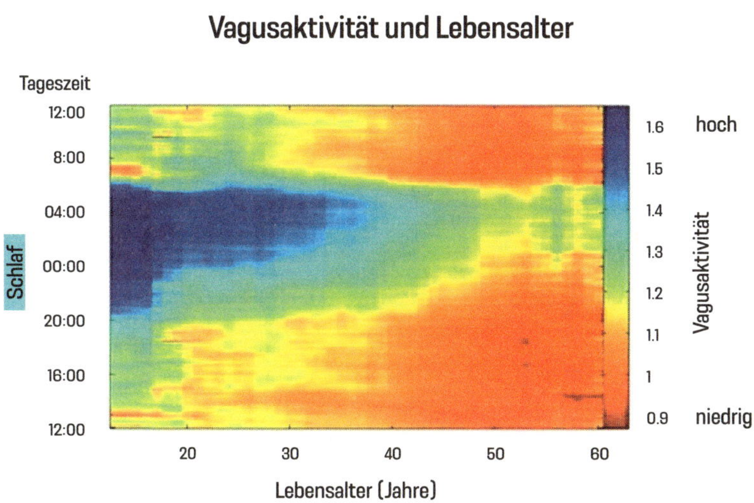

Tagesverlauf (von unten nach oben) der Vagusaktivität in verschiedenen Altersstufen bei 800 gesunden Versuchspersonen. Blau bedeutet eine hohe Vagusaktivität, rot ein Überwiegen der sympathischen Aktivität.

Praxisteil

Psyche und Vagus – mentale Übungen zur Vagusstärkung und zum Aufbau einer resilienten Gesundheit

Während der Sympathikus sozusagen die Alarmanlage unseres Körpers repräsentiert, kann der Vagusnerv als »Alles in Ordnung!«-System betrachtet werden. Er wird durch Wohlbefinden gestärkt, und wir können seine Aktivität unterstützen, wenn wir es schaffen, dieses Wohlbefinden so oft wie möglich herzustellen. Gleichzeitig stärkt er selbst das Wohlbefinden und beruhigt uns. Es ist ein Zeichen des lebenden Organismus, dass eine ganze Reihe solcher rückgekoppelten Systeme zusammenwirkt, um die Integrität unseres Lebens zu gewährleisten.

Wir werden im Kapitel zur Atmung noch Genaueres zu der Stimulation des Vagus durch Atmen hören, es ist jedoch nützlich, jetzt schon zu wissen, dass eine tiefe und langsame Atmung zu einer Erhöhung der Vagusaktivität führen kann. So können wir die mentalen Übungen, die ich jetzt beschreiben werde, durch ruhige Atmung unterstützen.

Dankbarkeitsübung

Dankbare Menschen sind ein Geschenk für ihre Umgebung. Sie können Dinge und Handlungen anderer Menschen, die ihnen zugutekommen, wertschätzen, und sie nehmen solche Handlungen und Dinge aktiv wahr. Damit erzeugen sie ein Feld der Freude bei den Menschen, von denen diese Handlungen ausgehen, weil diese sich wahrgenommen und wertgeschätzt fühlen. Wie viel schöner ist es, wenn ein Mensch mit strahlenden Augen seine Dankbarkeit ausdrückt, als wenn ein Geschenk achtlos zur Seite gelegt wird oder der Beschenkte enttäuscht ist, weil das Geschenk kleiner als erwartet ausgefallen ist.

Dankbarkeit ist eine Tugend, die man lernen kann und die dabei hilft, die kleinen Dinge wertzuschätzen und das Leben schöner zu sehen. Dankbarkeit anderer hilft auch dabei, selbst großzügiger zu werden, weil man mit der Zeit bemerkt, dass es einem selbst große Freude macht, anderen eine Freude zu machen. So wird eine Win-win-Situation geschaffen.

Um selbst Dankbarkeit zu lernen, wollen wir ein Dankbarkeitstagebuch anlegen, in dem wir für einige Wochen täglich mindestens fünf Dinge aufschreiben, für die wir dankbar sind. Diese Tätigkeit stärkt unsere Aufmerksamkeit für die positiven Dinge und lässt uns ein halbvolles Wasserglas erkennen, wo andere nur ein halbleeres Glas sehen können. Dankbarkeit gibt uns auch ein Gefühl der Geborgenheit – ideal, um den »Alles in Ordnung«-Nerv zu aktivieren, was tatsächlich bei Patienten mit Herzerkrankungen nachgewiesen werden konnte.[137]

Das Dankbarkeits-Zauberbüchlein

Besorgen Sie sich bitte ein kleines Büchlein, das Sie überall mitnehmen können, das hübsch aussieht und sich gut angreift, sodass es Ihnen Freude macht, Einträge in das Buch zu schreiben und diese gelegentlich auch zu lesen. Besorgen Sie sich auch einen guten Schreibstift, der verlässlich und schön schreibt, vielleicht sogar eine kleine Füllfeder, mit der sich das Schreiben viel edler anfühlt als mit einem Kugelschreiber. Jeden Abend, kurz vor dem Schlafengehen, setzen Sie sich vor das Büchlein und tragen Sie Ereignisse und Bilder ein, die Sie im Laufe des Tages hatten und für die Sie dankbar sein dürfen. Das kann ein Lächeln eines anderen Menschen, ein Lob, eine nette Begegnung oder ein kleines oder gar großes Geschenk sein, das Sie erhalten haben. Es kann auch ein schöner Sonnenuntergang, sonniges Wetter, eine eindrucksvolle Wolke, ein Erlebnis am Nachmittag, der Gesang eines Vogels, ein milder Sommerregen, das elegante Vorbeihuschen eines Fuchses am Abend oder das dankbare Nicken eines Straßenmusikers sein, dem Sie eine Münze in die Gitarrentasche geworfen haben (es kann natürlich auch ein schönes Lied dieses Straßenmusikers gewesen sein).

Möglicherweise werden Sie am Beginn noch Schwierigkeiten haben, solche Dankbarkeitsanker im Tag zu bemerken. Nach wenigen Tagen aber werden Sie staunen, wie viele Dinge es gibt, für die Sie dankbar sein dürfen. Lesen Sie die Aufzeichnungen der vergangenen Tage und beobachten Sie die angenehmen Gefühle, die sich dabei ausbreiten, wenn Sie diese Dankbarkeit nachempfinden. Sie werden vielleicht auch bemerken, dass der Tag dann immer mehr von Dankbarkeit durchzogen ist und dass viele Dinge viel schöner aussehen, als dies bisher der Fall war. Ihr Zauberbüchlein öffnet Ihnen die Welt der kleinen Dinge, an der Sie zuvor achtlos vorbeigegangen sind. Es ist, als ob man durch eine Welt von Gold und Edelsteinen gegangen wäre, die man im Gewohnheitsgrau unseres Alltags bisher einfach übersehen hatte. Nun öffnet sich diese Welt, wie Schuppen fällt es von Ihren Augen, und Sie werden so viel Schönes bemerken, dass Ihr ganzes Leben durch dieses Zauberbüchlein neue Kraft schöpft. »Magie«, so werden Sie erkennen, ist nicht etwas Pompöses, das mit Zauberstäben, Theaterrauch oder machtvollen Sprüchen ausgeübt werden muss. Magie ist die Fähigkeit, in den kleinen Dingen das Große, Schöne und Wertvolle zu sehen.

Und nun darf ich Ihnen etwas ganz Außergewöhnliches verraten, das auch die Forscher überrascht hat, die diesen Zusammenhang als Erste entdeckt haben: Menschen, die ein Dankbarkeitstagebuch führen, werden gesünder, während ein neutrales Buch, eines voller Eigenlob oder gar kein Tagebuch zu keiner Änderung oder sogar zu einer Verschlechterung der Gesundheit führen.[138] Ihre Vagusaktivität steigt, besonders während der Arbeit mit dem Dankbarkeitstagebuch.[137, 258] Dies dürfte eine Folge der Entspannung sein, die durch die Übung der Dankbarkeit entsteht und die Ihnen Selbstvertrauen gibt.

Wenn Sie dieses Tagebuch einige Wochen lang so ziemlich jeden Tag mit neuen Dankbarkeits-Mosaiksteinchen gefüllt haben, werden Sie selbst die besondere Kraft des »Zauberelixiers« Dankbarkeit spüren, und Sie werden staunen, wie viel achtsamer Sie für positive Ereignisse in Ihrer Umgebung werden. Besonders staunen werden Sie, wenn Sie dann im Rückblick in Ihren Aufzeichnungen nachlesen, sich über vergangene schöne Ereignisse freuen und die mühseligen Anfangsversuche mit den späteren fließenden Dankbarkeitsäußerungen vergleichen. Es ist nicht ganz so schwierig wie das Erlernen eines Musikinstrumentes, aber ein bisschen Übung brauchen Sie schon, um ein Dankbarkeitskünstler zu werden. Es lohnt sich aber! Nirgends sonst können Sie mit so wenig Aufwand so viel für Ihre eigene Stimmung und die Ihrer Umgebung tun wie mit diesem Zauber der Dankbarkeit.

Bei indigenen Völkern und auch noch in bäuerlichen Gemeinschaften war und ist es üblich, sich für die tägliche Nahrung zu bedanken. Dieses Innehalten vor dem Essen stärkt tatsächlich die Vagusaktivität und unterstützt damit die Nahrungsaufnahme und -verarbeitung, da die Verdauungsorgane auf das Essen eingestimmt werden.

Wie viel mehr Pflanzen, Tiere und Menschen sind heute beteiligt, damit wir genügend und etwas Gutes zu essen haben? Ein ungeheures Transport-, Speicher- und Kühlwesen wurde aufgebaut, damit möglichst viele Menschen frische und lebendige Lebensmittel aus aller Welt täglich auf den Tisch bekommen. Und selbst wenn wir regionales Essen bevorzugen, sind noch immer unzählige Personen daran beteiligt, die Lebensmittel anzusäen, sie zu pflegen, heranzuziehen, zu ernten und zu verarbeiten. Unzählige Menschen haben die Transportwege gebaut und warten sie, sitzen in Lastwägen oder Zügen, um die wertvolle Fracht von den Produzenten zu Ihnen zu bringen. Die ganze Welt hilft mit, wenn wir heute eine Frucht genießen oder ein wohlschmeckendes Brot zu uns nehmen. Auch Ihr Zauberbüchlein hat viele Menschen beschäftigt, die das Papier erzeugt, die Farben hergestellt, den Umschlag angefertigt haben, genauso Ihr Schreibgerät und die Tinte darin. Wenn wir uns das alles bewusst machen, erkennen wir dankbar den Wert dieser Dinge und die Verbundenheit aller Wesen.

Durch Achtsamkeit und Bewusstmachung dieser kleinen alltäglichen Wunder können Sie Ihre eigene Dankbarkeit trainieren und dem Vagusnerv zu verstehen geben: »Es ist alles in Ordnung! Du kannst dich ruhig um meine Gesundheit kümmern!«

Die innere Tagesrückschau

Wenn Sie manchmal schlecht einschlafen können und viele Sorgen durch Ihren Kopf gehen, könnte auch eine Tagesrückschau helfen. Während es beim Dankbarkeitstagebuch um eine Ausbreitung des Dankbarkeitsempfindens in unserem Bewusstsein geht, stehen hier nicht Gefühle im Vordergrund, sondern es sollen Tagesereignisse neutral geordnet und verarbeitet werden, als Vorbereitung für die Schlaftätigkeit. Dazu lassen Sie am Abend, schon bequem im Bett liegend, den Tag und seine wichtigeren Ereignisse noch einmal vor Ihrem inneren Auge Revue passieren. Versuchen Sie, keine Situation zu bewerten und sich emotional nicht mit den Tagesereignissen zu verbinden. Betrachten Sie die Ereignisse wie ein externer Beobachter, der einfach zusieht, was an diesem Tag alles passiert ist. Halten Sie sich auch nicht bei einzelnen Ereignissen auf, sondern lassen Sie sie vorbeiziehen, ohne zu bewerten und ohne emotional zu werden. Wenn Sie die Übung ein paar Tage hindurch gemacht haben, können Sie auch versuchen, sie nach rückwärts zu machen: Sie beginnen also mit dem letzten wichtigen Ereignis des Tages und gehen dann Schritt für Schritt zurück bis zum Morgen, bis zum Aufstehen.

Falls Sie nicht schon eingeschlafen sein sollten, können Sie dann noch versuchen, zu beobachten, wie diese Übung hilft, Distanz zwischen sich und den Tagesereignissen zu schaffen. Diese Distanz hilft Ihnen, die Vagushemmung, die durch innere Anspannung zustande kommt, zu lösen, den Vagus freizulassen und in einen guten Schlafzustand zu kommen.

Durch die innere Tagesrückschau helfen wir unserem Gehirn dabei, diese Ordnung der Tagesereignisse vorzunehmen und verbessern dadurch die Tiefe des darauffolgenden Schlafs. Auch kann es sein, dass Sie schon während der Tagesrückschau einschlafen, weil die Konzentration auf wesentliche Dinge, im Gegensatz zum Grübeln, beim Einschlafen hilft. Falls dies der Fall ist, freuen Sie sich darüber, dass Ihnen die Übung so schnell geholfen hat – denn das ist auch ihr Sinn!

Das innere Lächeln

Ein weiterer wichtiger »Zaubertrank« zur Stärkung unseres Vagusnervs ist in den asiatischen Traditionen schon lange bekannt: das innere Lächeln. Ist Ihnen schon einmal aufgefallen, dass viele Buddhastatuen den Ausdruck eines seligen Lächelns zeigen? Das gleiche Lächeln finden Sie auch bei Renaissancedarstellungen von Heiligen, insbesondere von Maria.

Wie kann man diesen Zustand der relativen Glückseligkeit auch im Alltag erreichen? Es klingt vielleicht unglaublich: durch Übung! Forschungen haben gezeigt, dass bereits die Stellung der Gesichtsmuskulatur einen Einfluss auf unser Befinden hat. Wenn wir den ganzen Tag griesgrämig dreinschauen, dann beginnen wir uns auch griesgrämig zu fühlen. Nun ist es nicht notwendig und sogar kontraproduktiv, mit einem eingefrorenen Grinsen durch die Welt zu gehen, was aber schon Sinn ergibt, ist, sich innerlich auf ein Lächeln einzustellen und immer wieder zu diesem Lächeln zurückzukehren.

Dies kann auch körperlich unterstützt werden. Stellen Sie sich dazu vor einen Spiegel und betrachten Sie Ihr Gesicht. Nun heben Sie leicht die Mundwinkel, zuerst den einen, dann den anderen und dann beide zugleich. Schaffen Sie das? Beobachten Sie die Stimmungsveränderung, die dabei stattfindet. Sind Sie schon etwas fröhlicher? Mussten Sie vielleicht sogar lachen? Üben Sie das innere Lächeln zunächst, wenn Sie sich in guten oder neutralen Situationen befinden. Es ist zugegebenermaßen schwieriger, inneres Lächeln zu praktizieren, wenn Sie sich gerade geärgert haben oder in einer tiefen Depression stecken. Trotzdem können Sie es auch dann probieren und es kann Ihnen helfen, aus dieser Situation herauszukommen. Wie bei der Dankbarkeitsübung werden Sie feststellen, dass Ihre Stimmung durch das innere Lächeln besser wird. Dies passiert sowohl kurzfristig als auch langfristig. Und das Faszinierendste ist: Wenn Sie dieses Lächeln einige Zeit praktiziert haben und zum Beispiel in der Straßenbahn oder im Wartezimmer immer wieder neu üben, wird Ihnen plötzlich ein anderer Mensch entgegenlächeln!

Interessanterweise ist die unmittelbare vegetative Reaktion auf Glücklichsein und Fröhlichkeit sehr variabel.[139] Bei manchen Menschen nimmt die Vagusaktivität zu, bei anderen nehmen Vagus- und Sympathikusaktivität zu, bei manchen bleibt beides unverändert.[140] Es scheint hier sehr auf den Kontext und die Vorgeschichte anzukommen, ob Glück auch körperlich als solches empfunden werden kann. Was aber jedenfalls festgestellt wurde, ist, dass Menschen, bei denen die Herzratenvariabilität selbst sehr variabel ist, die also gut schwingen in ihrer Vagusaktivität, auch besonders empathische, mitfühlende Menschen sind.[141]

Lächeln und Frohsinn sind ansteckend. Es ist ansteckende Gesundheit, die wir damit vermitteln.[141a] So verwandelt sich Ihre Umwelt langsam, aber sicher von einer tristen, von gequälten Gesichtern geprägten zu einer fröhlichen und optimistischen Umgebung. Menschen werden eher auf Sie zugehen, mit Ihnen sprechen, Ihnen behilflich und freundlich zu Ihnen sein, wenn Sie sie anlächeln. Sollte dennoch ein Griesgram unter Ihren Mitmenschen sein, den Ihr Lächeln nicht beeindruckt und der Sie unhöflich behandelt oder »anschnauzt« (wie wir in Österreich sagen), so hilft Ihnen vielleicht die nächste Übung, die Sie immer praktizieren sollten, wenn Sie merken, dass Sie sich ärgern oder wütend werden.

Wer siegt? Mein Ärger oder ich?

Wenn Sie also in einer Situation sind, die Schwierigkeiten verursacht, versuchen Sie, nicht sogleich mit Wut und Ärger zu reagieren. Wut und Ärger sind typische Reaktionen, die zunächst den Vagus reduzieren und dann den Sympathikus aktivieren. Beobachten Sie sich in einer solchen Situation selbst und fragen Sie sich möglichst unvoreingenommen: Wer wird jetzt siegen? Mein Ärger oder ich? Tatsächlich siegt bei den Menschen meistens der Ärger, aber Sie sollten sich bewusst machen, dass Sie die Chance haben, zu wählen. Rechnen Sie es sich hoch an, wenn Sie es schaffen, zunächst in kleinen Situationen und dann in immer schwierigeren, Ihren Ärger zu überwinden.

Ich muss gestehen, dass ich früher ein eher cholerischer Mensch war. Besonders in Situationen, in denen Zeitdruck besteht und etwas Unvorhergesehenes, Hemmendes passiert, fällt es mir sehr schwer, mich zu beherrschen. Meist schiebe ich die Schuld dann auf andere Menschen und reagiere dementsprechend wütend. So war es zumindest, bis ich begann, die hier beschriebene Übung zu praktizieren. Seitdem wird es immer besser. Unlängst fiel mir bei der Zubereitung des Frühstücks ein Ei auf den Küchenboden. Es war noch roh und der Klecks spritzte in alle Richtungen! Früher wäre ich aufgebraust und hätte mich wohl unbewusst umgesehen, wer daran schuld sein könnte. Jetzt machte ich die eben beschriebene Übung. Da ich zu diesem Zeitpunkt allein war, konnte ich nicht einmal jemand anderem die Schuld für das zerbrochene Ei geben! Dann fragte ich mich, wer nun wohl siegen würde und kam zu dem Entschluss, dass diesmal nicht mein Ärger triumphieren würde. In aller Ruhe holte ich Papier und Abwischtuch und wischte achtsam den Boden auf. Das rohe Ei schenkte ich dem Kompost und den Tieren des Gartens, die damit Freude haben würden. Statt Ärger trat innerer Friede ein – und die Genugtuung, dass ich mich nicht vom Ärger hatte überwältigen lassen.

Probieren Sie diese Übung zunächst in leichteren Situationen und beobachten Sie die Wirkung, die sich im Anschluss einstellt. Meiner Erfahrung nach ist es das Gefühl, eine schlechte Eigenschaft in sich selbst überwunden zu haben – und das ist ein ganz großartiges Gefühl – und die Vagushemmung durch den Ärger wird dabei ganz automatisch deaktiviert. Man wird dadurch zum Gestalter seines eigenen Charakters, zu einem Bildhauer der eigenen Eigenschaften. Was können wir für uns Schöneres tun, als uns selbst zu verbessern und dabei noch zufriedener und ausgeglichener zu werden?

Atemübungen zur Vagusstimulation

Chi, Prana, Ruach – der Atem in verschiedenen Kulturen und seine Wirkung als Vagusverstärker

Bitte setzen oder legen Sie sich bequem hin, entspannen Sie sich und atmen Sie einmal ganz bewusst tief ein und tief aus. Der Antrieb für unseren Atem, für das Ein- und Ausatmen, wird in einem Kern unseres Stammhirns erzeugt. Das passiert normalerweise selbstständig, kann aber auch bewusst von uns gesteuert werden, beispielsweise beim Sprechen oder wenn wir die Luft anhalten. Auch unser Herzschlag wird von diesem Kerngebiet im Stammhirn moduliert. Diese Modulation läuft über den Vagusnerv.

Sie kann wie das Öffnen und Schließen eines Tors gesehen werden (engl.: *gating*): Wenn wir einatmen, schließt sich das Tor für den Vagusnerv, beim Ausatmen öffnet es sich. Dadurch schlägt unser Herz beim Einatmen etwas schneller, die Vagusaktivität wird zurückgehalten, beim Ausatmen schlägt es etwas langsamer, die Vagusaktivität wird zum Herz durchgelassen.

Sie können nun das Atemexperiment nochmals wiederholen und dabei den Zeigefinger auf den Puls am Handgelenk legen. Nun atmen Sie nochmals tief ein und dann langsam tief aus. Merken Sie den Unterschied in der Pulsfrequenz zwischen Einatmen und Ausatmen? Das ist die Folge des Schließens und Öffnens des Stammhirntors für die Vagusaktivität durch das Atemzentrum. Je vitaler Ihr Körper ist, desto stärker ist der Pulsunterschied zwischen Einatmen und Ausatmen und desto höher auch die Vagusaktivität. Die Regulation des Atemstroms erfolgt auch über Vagusfasern.[142]

Tiefes Atmen stimuliert die Vagusaktivität und hat auch langfristig günstige Auswirkungen auf sie. Dies dürfte wohl eines der Geheimnisse sein, warum in vielen Kulturen der Atem als Quelle des Lebens gilt, manchmal sogar mit dem Leben selbst identifiziert wird. Beispiele dafür sind der chinesische Lebensfluss »Chi« oder »Qi« (chinesisch 氣 / 气, japanisch *Ki* き / 気), der gleichbedeutend mit dem Atmen ist und im Tai-Chi und Qigong stimuliert und gefördert wird. Wörtlich kann Qi auch mit »Luft«, »Dampf« oder »Hauch« übersetzt werden. Ein Stillstand des Qi ist in der chinesischen Philosophie gleichbedeutend mit dem Tod.

Selbst in den wissenschaftlichen Spitzenjournalen wie *Science* und *Nature* scheint inzwischen ein Umdenken stattgefunden zu haben, was die Wertigkeit des Wissens traditioneller Kulturen betrifft. Man scheint einzusehen, dass indigenes Wissen, das die Erde über mindestens 50.000 Jahre erhalten hat, nicht einfach durch die moderne Wissenschaft, deren Anwendung es in knapp 150 Jahren geschafft hat, die Grundlage des Lebens auf der Erde beinahe zu zerstören, zu ignorieren und kleinzureden ist. Im Januar 2024 ist zum Beispiel ein Editorial in *Science* erschienen, in dem die Integration und Wertschätzung indianischen Wissens in die moderne Weltsicht eingefordert wird.[143] Autorin dieses Editorials ist die bekannte Wissenschaftlerin und Schriftstellerin Robin Wall Kimmerer[144, 145], selbst Angehörige der Potawatomi-Indianer.

In der indischen Körperphilosophie ist es das »Prana« (Sanskrit, प्राण, *prāṇa*), das dem Körper als Lebensatem Leben einflößt. Prana spielt eine große Rolle im Yoga, wo es Teil der unsichtbaren Substanzen des Menschen darstellt. Durch Atemübungen und Meditationstechniken soll dieses Prana beweglich und dynamisch gemacht werden und wird dann als »Kundalini« bezeichnet.

In der Bibel ist es »Ruach« (hebräisch *rûaḥ* רוּחַ), »bewegte Luft«, der »Geist« oder der »Atem Gottes«, der den Menschen Leben spendet. Das Wort kommt in der hebräischen Bibel 378-mal vor, was seine Bedeutung hervorhebt.

Tatsächlich haben zahlreiche Studien gezeigt, dass Atemübungen positive Einflüsse auf den menschlichen Organismus haben und viele Krankheiten durch die richtigen Atemübungen günstig beeinflusst werden können. Dabei haben sich verschiedene Schulen gebildet, die einerseits mit traditionellen, andererseits mit neuen Formen der Atemübungen, die aus älteren Übungen abgeleitet sind, arbeiten.

Buteyko – ein ukrainischer Arzt heilt mit langsamem Atmen

In den letzten Jahren hat die Buteyko-Atmung international Beachtung gefunden.[146] Konstantin Buteyko war ein ukrainisch-russischer Arzt, der großen Erfolg mit seiner Atemmethode bei Asthma[147], Allergien und Bluthochdruck hatte. Er hatte zunächst an sich selbst beobachtet, dass eine Verlangsamung des Atems, wie sie auch in verschiedenen Yogadisziplinen beschrieben wird, zu einer Verbesserung seines Gesundheitszustandes führte. Dabei ist das Kohlendioxid (CO_2) von Bedeutung, dem eine entscheidende Rolle in der Regulation der Durchblutung verschiedener Organe zukommt. Buteyko ging davon aus, dass ausreichend Kohlendioxid benötigt wird, weil der Organismus die Durchblutung nicht über Sauerstoff, sondern über Kohlendioxid reguliert. Bei zu starker Atmung – Buteyko beobachtete, dass viele seiner Patienten zu rasch und zu tief atmeten – wird dieses Kohlendioxid abgeatmet und steht nicht mehr zur Regulation der Durchblutung zur Verfügung. Außerdem wurde durch den Russen Bronislav Verigo und den dänischen Wissenschaftler Christian Bohr (Vater des berühmten Physikers Niels Bohr) entdeckt, dass Kohlendioxid notwendig ist, um den Sauerstoff im Gewebe abzugeben.[148] Ist kein Kohlendioxid vorhanden, bleibt der Sauerstoff ans Hämoglobin gebunden und wird nicht abgegeben. Durch langsame und sparsame Atmung kann dieser Mangel vermieden werden, es bleibt dann mehr CO_2 im Blut und im Gewebe. Die Kontrolle des eigenen Atems steht daher im Mittelpunkt der Buteyko-Methode. Bei Asthmapatienten hat man nach wenigen Wochen Buteyko-Atmung eine Reduktion der Herzrate und eine Verbesserung der Fähigkeit, den Atem anzuhalten, beobachtet. Asthmaanfälle konnten durch die Entspannung, die diese Form der Atmung begleitet, zurückgehalten werden.

Eine weitere wichtige Regel der Buteyko-Atmung besteht darin, durch die Nase und nicht durch den Mund zu atmen. In traditionellen Kulturen war das Atmen durch die Nase eine wichtige Gesundheitsregel. Indigene Frauen in Nordamerika achteten bereits bei ihren Kindern darauf, dass diese auch im Schlaf durch die Nase und nicht durch den Mund atmeten.[149] In ihrer Mythologie würde die Seele des Kindes beim Atmen durch den Mund entkommen, die Kinder würden möglicherweise sterben. Die neu angekommenen weißen Siedler wurden nicht nur als »Bleichgesichter«, sondern auch als »Schwarzmünder« bezeichnet, weil viele von ihnen den Mund beim Atmen offen hatten. Darüber machten sich die indianischen Beobachter lustig. In einer brasilianischen Studie aus dem Jahr 2014 zeigten 53 Prozent der Schulkinder Mundatmung[150] und damit verbundene Probleme der Zahnfehlstellungen, die offensichtlich durch die falsche Zungenstellung beim Mundatmen entstehen. Stresshormone wie Cortisol und

Adrenalin verstärken das Wachstum der für Mundgeruch zuständigen Schwefelbakterien[150] bei offenem Mund.

Tatsächlich wird in den Nasennebenhöhlen Stickstoffmonoxid gebildet[151], das einzige bekannte gasförmige Hormon in unserem Körper. Dieses Stickstoffmonoxid reguliert den Blutdruck und verbessert die Durchblutung der peripheren Gefäße. Beim Einatmen durch die Nase wird es vom Atemstrom aufgenommen und in die Lunge gebracht, wo es ins Blut übergeht. Beim Einatmen durch den Mund passiert dies praktisch nicht.[151] Könnte die verbreitete Bluthochdruckkrise unserer Gesellschaft auch mit falscher Atemtechnik zusammenhängen? Eine Untersuchung von Kindern mit verstopften oder belegten Nasen weist jedenfalls darauf hin.[152]

Ein Experiment zweier Atemforscher, bei dem sie jeweils einen Monat nur durch die Nase und einen Monat nur durch den Mund atmeten (mit Hilfe eines Klebebandes bzw. einer Nasenklammer), zeigte jedenfalls drastische Unterschiede in den Laborwerten nach dem jeweiligen Monat, die für die positive Wirkung der Nasenatmung Zeugnis ablegten. Das Experiment ist im lesenswerten Buch *Breath* nachzulesen.[153]

Wim Hof und die Tummo-Atmung

Man kann sein vegetatives Nervensystem aber nicht nur mit langsamem Atmen beeinflussen, es geht auch mit schnellem und tiefem Atem: Diese Methode, die »Tummo-Atmung« oder auch »Inneres Feuer« genannt, wurde im 11. Jahrhundert von tibetischen Mönchen entwickelt, um die Kälte in den Klöstern auszuhalten, ohne darunter zu leiden. Wissenschaftliche Messungen haben gezeigt, dass die Mönche ihre Hauttemperatur durch diese Atmung um bis zu 8 °C erhöhen konnten.[154] Wichtig war dabei, dass zusätzlich zur Atemtechnik eine

Visualisierung angewendet wurde, bei der ein Feuerball unterhalb des Nabels vorgestellt wurde. Die berühmte französische Tibetforscherin Alexandra David-Néel, die schon lange vor Heinrich Harrer in Lhasa war, schreibt über ihre Experimente mit der Tummo-Atmung, dass sie damit in der Lage war, nasse Handtücher in einer Höhle voller Eis auf ihrer nackten Haut bei Temperaturen unter 0 °C zu trocknen.[155]

Nach Europa hat die Tummo-Atmung der Holländer Wim Hof gebracht, der derzeit mit seiner Atemschule und seinem Kältetraining Furore macht. Tatsächlich vollbringt Wim Hof vor laufenden Kameras und unter den Augen von Wissenschaftlern unwahrscheinliche Dinge mithilfe der von ihm weiterentwickelten modifizierten Tummo-Atmung: So taucht er, nur mit Badehose bekleidet, unter dem Eis eines zugefrorenen Sees von Wasserloch zu Wasserloch. Mit einer Gruppe von teilweise asthmakranken Menschen bestieg er den Kilimandscharo in Rekordzeit, selbst mit Badehose bekleidet.[156] Allerdings ist nicht jeder Mensch so robust wie Wim Hof, weshalb man vorsichtig beginnen und nicht zu weit aus der Komfortzone gehen sollte, ohne zuvor ärztlichen Rat eingeholt zu haben. Für Wim Hof ist ein 88-minütiger Aufenthalt in einem mit Eiswürfeln gefüllten Fass kein Problem[157], und das brachte ihm eine Eintragung ins *Guinness-Buch der Rekorde*. Auch auf eine künstlich herbeigeführte leichte Vergiftung mit Endotoxinen (Gifte von Bakterien) reagiert sein Körper kaum. Gerade dieser Befund, der auf eine verringerte Immunreaktion auf das angewendete Endotoxin hinweist, könnte durch eine Anregung der Vagusaktivität durch die Atemtechnik, die dann auch das Immunsystem reguliert, erklärt werden. Kurzfristig wurde diese Änderung allerdings bisher nicht gefunden.[158] Dabei zeigt sich das Problem, dass die moderne Medizin den Zeitbedarf von Körperreaktionen oft nicht berücksichtigt, der mindestens einige Wochen für eine dauerhafte vegetative Umstellung benötigt. Eine vorübergehende Anregung des sympathischen Nervensystems durch die Kälte und die Atemtechnik kann durchaus langfristig mit einer Gegenregulation in Form einer Vagusaktivierung abgelöst werden. Hierbei handelt es sich um das aus der Balneologie bekannte Geheimnis vieler medizinischer Kuren: dass durch eine vorübergehende Sympathikusaktivierung im Nachklang eine langfristige Vagusaktivierung ausgelöst wird, die die eigentliche Heilungsreaktion darstellt. Zu diesem Zeitpunkt findet aber meist keine Messung mehr statt, da man oft nur vorher und nachher berücksichtigt, nicht aber die langfristige Wirkung. Am Ende einer vierwöchigen Kur gibt es eine Phase, in der scheinbar keine Wirkung vorhanden ist, da die eine in die andere Wirkung umschlägt.[159] Der menschliche Organismus als dynamisches System reguliert nämlich *gegen* von außen einwirkende Kälte oder Wärme und kann dadurch durchaus paradox reagieren. Alles fließt im Organismus (*pantha rhei*) und eine medizinische Intervention kann nur dann verstanden werden, wenn man ihre kurzfristigen und ihre langfristigen Auswirkungen, die oft diametral entgegengesetzt sind, kennt und beachtet.

Atemübungen zur Vagusstärkung

Mit jedem tiefen Atemzug beeinflussen wir unseren Herzschlag.[58] Diese Beeinflussung verläuft über den Vagusnerv. Man hat herausgefunden, dass hier mit jedem Ausatmen im Gehirn ein Tor (engl.: *gate*) für die Vagusaktivität geöffnet wird, man spricht daher vom *vagal gating*.[160] Das Herz wird aus diesem Grund beim Ausatmen langsamer. Mit jedem Einatmen schließt sich dieses Tor wieder und das Herz wird schneller. Eine bestimmte Atemtechnik kann besonders günstig auf den Vagusnerv wirken. In einer Studie konnten wir zeigen, dass langes Ausatmen bei kurzem Einatmen den Vagus stärker aktiviert als umgekehrt kurzes Ausatmen bei langem Einatmen.[161] Da zahlreiche Studien gezeigt haben, dass eine Atmung im Zehn-Sekunden-Rhythmus besonders wirkungsvoll ist, kann man diese Zehn-Sekunden-Rhythmik, die sich auch im Blutdruck findet, so mit dem schnellen Einatmen bei langsamem Ausatmen kombinieren.

Da nicht jeder Mensch gleich reagiert, gebe ich hier nur eine prinzipielle Anleitung und Sie dürfen selbst die für Sie am besten geeignete Atemrhythmik mit Hilfe dieser Anweisung finden.

Tiefes Ausatmen

Prinzipiell ist jedes tiefe Ausatmen mit einer Vagusaktivierung verbunden. Sie können daher bei Stress jederzeit diesen Trick anwenden und einfach einmal tief durchatmen. Das kann sehr hilfreich sein, zum Beispiel wenn man etwas cholerisch ist und schon zu einer schnellen Antwort ansetzt, um trotzdem die Übung »Wer gewinnt? Mein Ärger oder ich?« erfolgreich zu bestehen – gegen den Ärger und zum Wohle zukünftiger Freunde.

Atemübung bei Einschlafproblemen

Wenn Sie in der Nacht aufwachen und danach nicht einschlafen können, habe ich sehr gute Erfahrungen mit der folgenden einfachen Übung gemacht. Da die meisten Menschen im Tiefschlaf ein Verhältnis von vier Herzschlägen pro Atemzug aufweisen, versuchen Sie, dieses Verhältnis einfach nachzubilden: Atmen Sie zwei Herzschläge ein und zwei aus. Mit ein bisschen Übung geht das ganz leicht vonstatten. Sie atmen nun so, wie wir dies im Tiefschlaf ohnehin tun. Sie konzentrieren sich auf den Atemstrom in den Nasenflügeln und lassen alle anderen Gedanken einfach vorbeiziehen, ohne ihnen Beachtung zu schenken. Nach wenigen Minuten sollten Sie eingeschlafen sein.

Zehn-Sekunden-Atmung zur Vagusaktivierung

Setzen Sie sich entspannt hin, öffnen Sie Bekleidung, die Sie einengt, die Füße sind nicht überkreuzt und die Fußsohlen bequem am Boden. Die Arme können Sie entweder auf den Beinen ablegen oder auf den Stuhllehnen, wenn welche vorhanden sind.

Nun atmen Sie durch die Nase tief ein und zählen dabei bis vier, am besten in vier Wellen. Danach atmen Sie tief aus und zählen dabei bis sechs, wobei Sie keine Pause zwischen den Atemzügen machen.

Beim Einatmen und auch beim Ausatmen sollten Sie *langsam* atmen und die Tiefe des Atemzugs nicht übertreiben.

Versuchen Sie, an nichts zu denken, konzentrieren Sie sich anstelle des Denkens auf den Atemstrom, der langsam an Ihren Nasenflügeln vorbeizieht: Ein und Aus … Ein und Aus …

Der Wert des Summens

Wenn Sie ungestört sind, können Sie nun auch beginnen, beim Ausatmen zu summen. Summen aktiviert das Stickoxid in den Nebenhöhlen, ein wichtiges Hormon, das einzige gasförmige, das unsere Gefäße öffnet, die periphere Durchblutung steigert und den Blutdruck reguliert.[162] Entspannen Sie Hals und Kehlkopf und probieren Sie, ob ein tiefes Summen oder eine mittlere oder hohe Tonlage zu einem angenehmen Ton führt. Wählen Sie die angenehmste Tonlage, mit der Sie entspannt summen können. Praktizieren Sie dann diese Art des Summens beim Ausatmen mit geschlossenem Mund (!) und machen Sie diese Übung mindestens fünf Minuten lang. Spüren Sie, wie zunächst Ihr Brustkorb und dann Ihr ganzer Körper vibriert. Wenn Sie sich unwohl fühlen oder Schmerzen haben, können Sie das Summen und seine Vibrationen dorthin lenken. Es hat heilende Wirkung und wird in der Menschheitsgeschichte seit vielen Tausend Jahren zur Linderung von Beschwerden angewendet.[163]

Abschluss der Atemübungen

Bedanken Sie sich am Ende der Übung bei Ihrem Körper und Ihrem vegetativen Nervensystem dafür, dass diese Ihnen die mühevolle Arbeit der Regulation, des Atems, der Hormone, des Herzschlags etc. so gut abnehmen, sodass Sie Ihr Leben interessanteren Dingen zuwenden können.

Entschleunigung und Vagus

Der Klang der Stille

In der lärmenden Welt von heute kann Stille als der neue Luxus bezeichnet werden. Der Verkehrslärm unserer Tage, die dauernden Durchsagen in den öffentlichen Verkehrsmitteln, die Werbebotschaften, die versuchen, sich Zugang zu den letzten Oasen Ihrer Ruhe zu verschaffen, und auch der Rasenmäher des Nachbarn am Samstagnachmittag legen einen fortlaufenden Teppich der Kakophonie über unser Leben.

Leider haben wir keine »Ohrenlider«, die wir zuklappen könnten. Wie schön ist es da, einmal auf einer Wanderung im Wald, auf einem Berggipfel oder auf einer Wasserfläche Stille zu erleben!

Wir haben bereits gehört, dass unser Warnsystem, der Sympathikus, auf Gefahrenreize durch Aktivierung reagiert. Lärm ist ein solcher Reiz. Unser Blutdruck steigt, die Muskelspannung nimmt zu und Stresshormone werden ausgeschüttet. Als Erstes jedoch wird die Vagusaktivität reduziert, damit unser Organismus bereit ist, volle Leistung für ein Entkommen aus der Gefahrensituation zu erbringen. Beständiger, langfristiger Lärm kann sogar zu Angstzuständen[164, 165], Depressionen, Herz-Kreislauf-Erkrankungen[166, 167] sowie Demenz[168] führen und reduziert die Vagusaktivität[169] dauerhaft.

Stille, also die Abwesenheit von Lärm, beruhigt den Sympathikus und aktiviert den Vagus.[169] Während Stille vor wenigen Jahren noch von vielen Menschen gemieden und als unangenehm beschrieben wurde[170], haben neue Untersuchungen gezeigt, dass die meisten Menschen Stille inzwischen als besonders angenehm empfinden[171].

Was Sie tun können, um im persönlichen Umfeld mehr Stille einkehren zu lassen und Lärm zu vermeiden

- Vermeiden Sie Dauerbeschallung durch Berieselungsmusik, der Sie nicht wirklich zuhören. Unser Gehörorgan ist ein extrem sensibles Hochleistungsmikrofon und benötigt Regenerationszeiten mit verstärkter Durchblutung, in denen die Auswirkungen der Beschallung wieder repariert werden. Darum werden Ihre Ohren heiß, wenn sie Lärm ausgesetzt werden!
- Achten Sie bei Haushaltsgeräten und Fahrzeugen darauf, möglichst leise Varianten zu erwerben. Der erzeugte Schallpegel während des Betriebs wird in Dezibel angegeben und sollte in der Beschreibung des Geräts und auch bei Tests genannt sein. Leider sind meist die leisen Varianten teurer, da Lärmdämmung materialaufwendig und damit kostspielig ist. Sowohl Ihr Hörvermögen als auch Ihr Stresslevel werden Ihnen jedoch für diese Wahl langfristig dankbar sein und gute Geräte halten auch länger.
- Versuchen Sie, Ihr Schlafzimmer so ruhig und gemütlich wie möglich sowie frei von technischen Geräten zu machen. Es gibt preiswerte Schallpegel-Mess-Apps für Smartphones, mit denen Sie überprüfen können, ob der Schallpegel im Schlafzimmer nachts unter 40 Dezibel liegt. An lärmenden Straßen können ein dicker Vorhang, Schallschutzfenster oder sogar die Verlegung des Schlafzimmers an einen ruhigeren Ort helfen.
- Verbringen Sie möglichst viel Freizeit an stillen Orten in der Natur, sie sind der beste Platz, um Ihre Vagusaktivität zu stärken, Ihnen zu ermöglichen, Ihr Leben zu reflek-

tieren und Ihr Wohlbefinden zu verbessern (dazu mehr in Kapitel *Der Wert natürlicher Umgebung – Green Spaces und Shinrin Yoku*).

- Besuchen Sie keine zu lauten Konzerte und Veranstaltungen. Es gibt zahlreiche Menschen, die nach einem solchen Konzert einen dauerhaften Tinnitus (Pfeifton im Ohr) behalten haben.
- Probieren Sie, wenn Sie ein intensives Bedürfnis nach Stille haben, ein Samadhi-Bad in Ihrer Nähe. Das sind Einrichtungen, in denen Sie in einer konzentrierten Meerwasserlösung, ähnlich dem Toten Meer, vom Schall der Umgebung abgeschlossen, frei schweben und in einen besonderen Zustand der Entspannung kommen können. Dieses Bad hat vielen Menschen bei Angstzuständen und Depressionen geholfen[172, 173], es senkt den Blutdruck und erhöht die Vagusaktivität[174].

Um Stille in der richtigen Form wirken zu lassen, sollten Sie einige Dinge beachten. So hat eine Studie gezeigt, dass bereits fünf bis 15 Minuten Stille positive gesundheitliche Wirkungen haben können, dass es aber davon abhängt, gewisse Regeln zu beachten, die ich Ihnen nachfolgend gerne weitergebe:[175]

- Bevor Sie beginnen, stellen Sie sicher, dass Sie die Stille auch wollen und aushalten. Nur die Bereitschaft, Stille zu erleben, garantiert ihre positive Wirkung auf die Gesundheit.
- Nur einige Minuten Stille, regelmäßig geübt, sind in der Wirkung besser als längere, nicht regelmäßige Zeiten.
- Stille in einer natürlichen Umgebung, zum Beispiel auf einer Parkbank oder im Wald, bringt mehr als Stille in einem geschlossenen Raum – suchen Sie daher aktiv nach einem ruhigen Ort in der Natur, den Sie schnell und regelmäßig aufsuchen können und an dem Sie nicht gestört werden.

Naturräume als unsere Heimat und Zuflucht

Im Jahr 2003 startete unser Institut die ersten Untersuchungen zu den Auswirkungen eines Aufenthaltes an einem der großen Kärntner Seen auf die menschliche Gesundheit. Das Projekt war eingebettet in ein größeres Programm von wissenschaftlichen Studien zur Nutzung von Wasser in unserer Gesellschaft (Projekt »K-Net-Wasser«). Dabei stellte sich heraus, dass die Wirkung eines Urlaubs an einem See von uns bei Weitem unterschätzt worden war und dass wir signifikante Verbesserungen von Gesundheitsparametern wie zum Beispiel der Vagusaktivität durch den Urlaub beobachten konnten.

Kritiker wendeten ein, dass einfach die Entspannung des Urlaubs für die Wirkung verantwortlich sein könnte. Doch unsere Kontrollgruppe, eine Gruppe von unternehmungslustigen Lehrern, die zur gleichen Zeit einen Kultururlaub in Italien verbrachten, belehrte sie eines Besseren: Während die Gruppe an den Seen ihre Vagusaktivität eindeutig erhöhen und die Herzfrequenz senken konnte, war bei der Gruppe mit Kultururlaub genau das Gegenteil zu beobachten. Sie kehrten gestresster und mit verringerter Vagusaktivität von ihrem Urlaub zurück. Die beobachteten Effekte der Seen begannen bereits in der ersten Urlaubswoche und konnten auch drei Monate nach Abschluss des Urlaubs nachgewiesen werden.

Zum Zeitpunkt unserer Studie war nicht bekannt, dass der Aufenthalt in der Natur am Wasser offensichtlich zu den gesündesten Erlebnissen gehört, die wir im Urlaub machen können. Gemeinsam mit unserem psychologischen Partner, Prof. Philipp Mayring von der Universität in Klagenfurt, teilten wir die Gruppe in zwei Untergruppen ein, je nach tatsächlicher Verweildauer am Wasser bzw. Reiselust in Kärnten. Und wieder stellte sich heraus, dass die Gruppe, die mehr

Zeit am Wasser verbracht hatte, hinsichtlich somatischer Erholung und Entspannungswert des Urlaubs am besten abgeschnitten hatte. Der Urlaub am Wasser verbesserte nicht nur die gemessene Vagusaktivität, sondern auch die Koordination zwischen Herzschlag und Atmung sowie die subjektive Schlaferholung, die von den Versuchspersonen geäußerten körperlichen Beschwerden nahmen ab – alles sekundäre Hinweise für eine verbesserte Vaguswirkung.

Auch die Abnahme von Beschwerden im Verlauf des Seenaufenthaltes wurde gemessen und es zeigte sich, dass innere Anspannung, Hitzewallungen, Frieren und kalte Füße, trübe Gedanken, Ängstlichkeit und Herzbeschwerden bereits nach wenigen Tagen signifikant vermindert waren. Diese Effekte konnten bis ein Jahr nach dem Urlaub noch nachgewiesen werden, sind also nachhaltig. Inzwischen gibt es zahlreiche Studien, die unsere Ergebnisse bestätigen.[175–178] So sind Menschen, die am Wasser leben, auch wenn sie sehr arm sind, glücklicher und zeigen weniger Depressionen als solche, die nicht in der Nähe einer Wasserfläche wohnen. Wichtig ist dabei die Naturverbundenheit. Je größer diese ist, desto positiver ist die Auswirkung des Aufenthaltes in der Natur.[177] Auch kurze Aufenthalte von einigen Tagen haben bereits nachweisbare Wirkungen. Warum gerade das Wasser so wirksam ist? Dies hängt wohl mit der Frühzeit der Menschheitsgeschichte zusammen. Die frühen Menschen zogen entlang der Flüsse, entlang der großen afrikanischen Seen und der Meeresküsten in die Welt. Sie wohnten für viele Jahrtausende an den Küsten dieser Seen und in einer parkähnlichen Steppenlandschaft, die wir heute noch aus der Serengeti kennen. Viele Merkmale des Menschen könnten aus dieser Zeit stammen: die kleinen Schwimmhäute, die wir zwischen den Fingern tragen, die mangelnde Körperbehaarung, auch der aufrechte Gang würde gut zu einem Leben am Wasser passen.

Die Natur war so lange unsere Heimat, und der Aufenthalt in der Natur ist wohl auch deshalb ein großer Gesundheitsvorteil für den Organismus.[179, 180] Inzwischen haben auch zahlreiche internationale Studien gezeigt, dass Waldspaziergänge oder Waldbaden die Vagusaktivität verstärken[124], die Herzfrequenz senken und die Areale im Gehirn, die mit inneren Konflikten zusammenhängen, beruhigen.[181–187]

Insbesondere das japanische Waldbaden »Shinrin Yoku« hat weltweit großes Interesse gefunden[188, 189], wobei versucht wird, die Vorteile des Waldes mit denen des Wassers zu verbinden: Der Wanderweg durch den Wald wird entlang von Bächen oder kleinen Seen geführt, die den Wald durchqueren.

Wie können Sie nun am besten von diesen neuen wissenschaftlichen Erkenntnissen über die Wirkung von Natur, Wald und Wasser profitieren?

Nehmen Sie sich Zeit!

Eine wichtige Regel ist, sich Zeit zu nehmen. Natur ist im Kleinen besonders schön und benötigt Beobachtungsgabe und Zeit, um sie richtig zu erleben und genießen zu können. Es ergibt wenig Sinn, mit dem Mountainbike durch ein Waldstück zu hetzen und dann Erholung und positive Gesundheitseffekte zu erwarten. Studien haben gezeigt, dass bereits nach zwei Stunden pro Woche ein messbarer Effekt von Naturwirkung auf unsere Gesundheit zu beobachten ist[190], nach fünf Stunden Wirkungsdauer pro Woche gibt es sogar ein Plateau der Wirkung.

Verbinden Sie sich mit der Natur und versuchen Sie, sich darin einzufühlen

Lernen Sie dazu Vogelstimmen und Pflanzen kennen, auch mit Hilfe der im Anhang beschriebenen Apps. Lernen Sie die

Berggipfel der Umgebung kennen, wenn Sie in der Nähe von Bergen wohnen, über Einheimische oder etwa die App *Peakfinder*. Versuchen Sie, sich in die Geschichte, in die Geologie und die Pflanzen- und Tierwelt Ihres Wohnorts einzuleben. Ein wunderbares Buch zu diesem Thema stammt von Susanne Fischer-Rizzi, die ausführlich beschreibt, wie man sich den Ort, an dem man wohnt, vertraut machen kann.[191] Das ist Ihr Geschenk, das Sie der Natur entgegenbringen. Sie werden staunen, wie schön die Gegengeschenke der Natur sind. Wenn Sie dann durch den Wald gehen, ist es, wie wenn Sie lauter liebe Bekannte treffen. Steine, Bäume, Pflanzen und Tiere sind nicht mehr fremd, sondern werden für Sie vertraut! Alles gewinnt an Bedeutung und Schönheit.

Probieren Sie es mal mit Höflichkeit gegenüber Tieren! Ich erzähle Ihnen hierzu zwei kleine Geschichten, die ich in den letzten Wochen vor dem Schreiben dieses Kapitels selbst erleben durfte:

Die Stare, die innehielten

Bei einem Spaziergang vor einigen Tagen landeten auf dem Gipfel einer mächtigen Schwarzpappel, in einer wunderschönen Auenlandschaft, eine Schar von kleinen Vögeln, die ich aufgrund von Flugbild und Gesang bald als Stare identifizierte. Sie begannen einen lebhaften Singsang, alle durcheinander. Ich näherte mich langsam der Pappel: In einer Entfernung von etwa 70 Metern hörten alle Stare gleichzeitig auf zu singen und äugten, offensichtlich besorgt, zu mir herunter. Ich blieb stehen und ging zwei, drei Schritte zurück. Die Stare begannen fast augenblicklich wieder zu singen und zwitscherten munter weiter. Nach einigen Sekunden, wieder ein paar Schritte vorwärts. Offensichtlich hatte ich schon ein wenig Vertrauen der Stare gewonnen, denn nun ließen sie mich noch zehn Meter näher kommen, ehe sie aufhörten. Wieder ging ich zurück, als Zeichen, dass ich ihre Besorgnis respektierte, und wieder begannen sie fröhlich zu singen. Nachdem ich dieses Spiel einige Male und mit einigem Amüsement wiederholt hatte, war ich schon fast unter dem Baum und sie zwitscherten noch immer. Dann tauchte am Rand des Sichtfeldes ein größerer Bussard auf und die Starenrunde verschwand mit eifrigem Flügelschlag in die Gegenrichtung.

Der Fuchs, der sich wahrgenommen fühlte

Ein paar Wochen vor dieser Geschichte war ich am späteren Nachmittag mit meinem kleinen Wagen unterwegs zu einem Treffen. Auf einem Mäuerchen neben der Straße, vis-à-vis von einem dunklen Wald, sah ich aus den Augenwinkeln einen Fuchs, der just dann auf die Straße hüpfte, als ich mich mit meinem Auto näherte. Ich blieb sofort stehen. Der Fuchs bemerkte, dass er in Gefahr war, und rannte zurück auf das Mäuerchen, von wo er wieder zu mir herunterschaute. Nun war es an mir, höflich zu sein, und ich bedeutete dem Fuchs durch die Fensterscheibe, dass er doch seinen Weg fortsetzen solle. Und das Unglaubliche geschah: Der Fuchs sprang von der Mauer und querte ganz gemächlich und in würdevollem Trippelschritt vor meinem Auto die Straße, um dann im Wald zu verschwinden. Tief beeindruckt vom Mut und der Würde des Tieres setzte ich meine Fahrt fort.

Bereits zehn Minuten täglicher Aufenthalt in der Natur können eine positive Wirkung haben, wenn Sie dies regelmäßig machen. Ein konkreter Vorschlag wäre zum Beispiel: an Werktagen zehn Minuten täglich, am Wochenende täglich mindestens eine halbe Stunde in der Natur verbringen[192]. Wenn man sich mit der lebendigen Natur verbunden fühlt, sind die Vagusstärkung und die gesundheitliche Wirkung auch deutlich größer, als wenn man sie als ein fremdes Wesen oder einen toten Mechanismus betrachtet.

Nicht nur mit dem Naturraum, auch mit der Naturzeit sollten Sie sich vertraut machen. Beobachten Sie die Jahreszeiten in der Natur! Dieselbe Landschaft kann völlig verändert aussehen und sich ganz anders anfühlen, wenn Sie sie im Frühling, Sommer, Herbst oder Winter betrachten. Die Studien zu diesem Thema haben gezeigt, dass auch in den kälteren Jahreszeiten deutliche Wirkungen durch den regelmäßigen Aufenthalt in der Natur zu beobachten sind.[193] Sie sollten jedoch gut und warm angezogen sein und nicht frieren, sonst könnten die Nachteile die Vorteile überwiegen.

Suchen Sie besonders Naturareale für Ihre Zeit in der Natur, deren Sichtfeld auch von Natur umgeben ist: Lichtungen in Wäldern, Räume, die von Vegetation eingeschlossen sind, und solche, die sich wirklich wie Natur anfühlen, die also nicht durch Autobahnlärm oder Sicht auf Industrieanlagen oder Ähnliches beeinträchtigt sind.

Ernährung und Vagus

Sieben Regeln zur Ernährung und wie Sie diese am besten in Ihren Alltag einbauen können

Unsere Ernährung sollte uns die Lebenskräfte zuführen, die wir für ein gesundes, glückliches und aktives Leben benötigen. Der Mensch lebte früher in enger Verbindung mit der Natur. Er verbrachte viel Zeit im Freien und Nahrungsmittel wurden weitgehend frisch und unverarbeitet gegessen. Das hat sich heute stark verändert und derzeit ist ein immer stärkerer Trend der Industrialisierung unserer Ernährung zu beobachten. Ganz wenige Nahrungspflanzenarten produzieren den überwiegenden Teil unserer Supermarkt-Ernährung, sie werden nur auf verschiedene Weisen zubereitet. Die Hauptnahrungspflanzen nach Erntemenge sind: Zuckerrohr, Mais, Reis, Weizen, Ölpalmen-Frucht, Kartoffeln, Sojabohnen, Cassava (Maniok), Zuckerrüben. Mais, Reis und Weizen machen 50 Prozent aller Nahrungsmittel aus, Zucker ist das meistproduzierte Nahrungsmittel. Weizen wird zum Beispiel in verschiedenen Formen von Nudeln, als Brot und Gebäck, als Pizzaboden, als Beigabe zu Suppen und Puddings usw. verarbeitet. Dazu kommen Zusatzstoffe zur Erhöhung der Haltbarkeit, der Rieselfähigkeit, der Verarbeitbarkeit sowie zur Farb- und Geschmackskorrektur. Die industriell hergestellten und verarbeiteten Nahrungsmittel sind mit großer Wahrscheinlichkeit für eine Vielzahl chronischer Erkrankungen verantwortlich, da sie wenig Abwechslung, eine eingeschränkte Vielfalt an Vitaminen und, im Falle der Verwendung chemischer

Pestizide, eine starke Belastung durch die antibiotische (Glyphosat), entzündungsfördernde und hormonähnliche Wirkung vieler dieser Pflanzenschutzmittel mit sich bringen.

Auch hat der Mikronährstoffgehalt von Böden durch die Kunstdüngung sehr gelitten, da die Salze der synthetischen Düngerstoffe aus dem komplexen Ionentauschgefüge des Bodens gerade die für das Immunsystem und viele Enzyme wichtigen Spurenstoffe wie Selen, Zink, Mangan, Molybdän und andere immer mehr verdrängen und in die Flüsse auswaschen. Biologische Düngung hingegen führt diese Mikronährstoffe dem Boden zu und enthält nicht zu viele konkurrierende Makronährstoffe. Aus diesem Grund macht es Sinn, die Ernährung so auszurichten, dass möglichst viele biologisch gezogene, vielfältige und urwüchsige Pflanzen mit hohem natürlichen Vitamin-, Polyphenol- und Nährstoffgehalt in die Ernährung miteinbezogen werden. Da die vegetarische Ernährung sich in den letzten Jahren als besonders gesund und lebensverlängernd erwiesen hat und ich selbst Vegetarier bin, werde ich mich im Folgenden eher auf Lebensmittel aus diesem Bereich beschränken.

Hier nun einige Ernährungsregeln, die ich Ihnen gerne mitgeben möchte, um den Vagusnerv zu unterstützen und die Entzündungen in Schach zu halten:

Selbst kochen

Es ist schwer, in der heutigen Zeit mit all ihrem Stress auf die Bequemlichkeit von Convenience Food und Fast Food zu verzichten. Anfänglich und vor allem, wenn man jung ist, bemerkt man auch wenig von den negativen Wirkungen dieser Ernährungsformen und kann vieles an Energieverlust durch Kaffee oder Energydrinks scheinbar wettmachen. So wie es einige Zeit dauert, bis diese Ernährungsformen ihre negativen

Wirkungen entfalten, die Energie nachlässt und die allgemeine Gesundheit Schäden zeigt, dauert es auch eine gewisse Zeit, bis sich die Wirkung einer guten Ernährung im Alltag durch mehr Energie, ein besseres Gedächtnis, verminderte Krankheitsneigung und das Gefühl, wieder das Steuer des Lebensschiffs in die Hand bekommen zu haben, erkenntlich macht. Sie sollten sich jedoch bewusst sein, dass es sich lohnt, der guten Ernährung mehr Aufmerksamkeit zu schenken! Gute Ernährung ist die langsam wirkende, aber solide und ausdauernde Basis für gute Gesundheit, ein aktives Leben und eine gute Stimmung, da sie die Aktivität des Vagusnervs stärkt und entzündungshemmend wirkt.

Besonders die indisch-ayurvedische Küche (*Ayurveda* = »Lebenslehre«) hat schon vor Jahrtausenden den großen Wert der Nahrung als Heilmittel entdeckt.

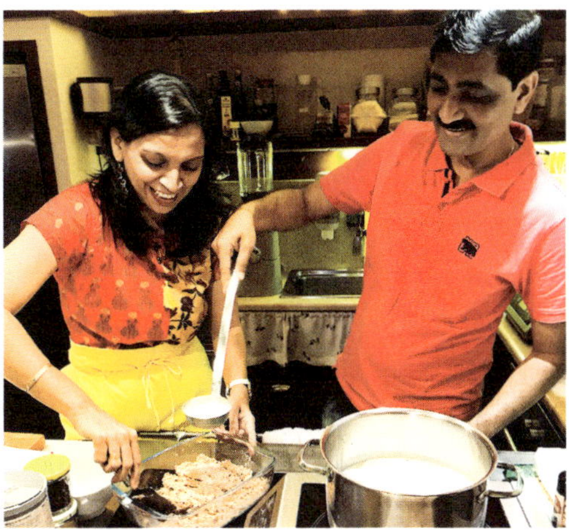

2018 war ich von der indischen Regierung zu einem Kongress über ayurvedische Medizin eingeladen und lernte ein bezauberndes indisches Ärzteehepaar kennen, das ich zu einem Ayurveda-Kochkurs in Österreich einlud. Die Gerichte waren nicht nur geschmacklich exzellent, es machte auch große Freude, sie in einer Gruppe gemeinsam zu kochen – und zu essen!

Leider ist es sehr schwierig, eine solche gute Ernährung in einem Restaurant oder Gasthaus zu bekommen. Sollten Sie das Glück haben, in der Nähe eines biologischen Restaurants zu wohnen, das hochwertige Öle verwendet, können Sie gerne dort essen. Die sicherste Option für eine gesunde Ernährung ist jedoch, selbst zu kochen. Sie haben dann die Gewissheit, dass die Nahrungsmittel, die Sie zu sich nehmen, biologisch, frisch und hochwertig sind.

Wählen Sie wenige, aber hochwertige Zutaten. Sie brauchen dann nicht lange für die Zubereitung und haben trotzdem ein hervorragendes Essen.

Gemeinsames Essen mit angenehmen Gesprächen

Essen im Familien- oder Freundeskreis war früher – und das ist es in manchen Ländern der Erde heute noch – ein besonderes Ereignis. Es wird gemeinsam begonnen, vielleicht mit einem Spruch oder Gebet, und unterstützt den Zusammenhalt der Menschen. Freundliche Tischgespräche verbinden die Anwesenden und bei Kindern steigt der Appetit, wenn sie gemeinsam mit anderen Kindern essen. Gemeinsames Essen bringt Familien auch in einen gemeinsamen Rhythmus, sodass sie in einen gemeinsamen Tagesablauf kommen, wenigstens am Wochenende. Bei Schulprojekten, in denen wir die Anfangszeit des Unterrichts um eine Stunde nach hinten verschoben haben, lobten Eltern und Lehrkräfte vor allem die Möglichkeit, nun gemeinsam mit ihrer Familie frühstücken zu können. Studien in den USA beschreiben ähnliche positive Effekte eines späteren Schulbeginns. Wichtig ist bei solchen gemeinsamen Essen, dass Streitgespräche oder die Besprechung von Sorgen vermieden werden, um eine positive Atmosphäre zu schaffen und das Alarmsystem (Sympathikus) nicht zu wecken. Das würde nämlich sofort die Vagusaktivität aller Anwesenden vermindern. Stattdessen sollten schöne und erfreuliche Dinge besprochen und die Gespräche über unangenehme Dinge auf einen späteren Zeitpunkt verschoben werden.

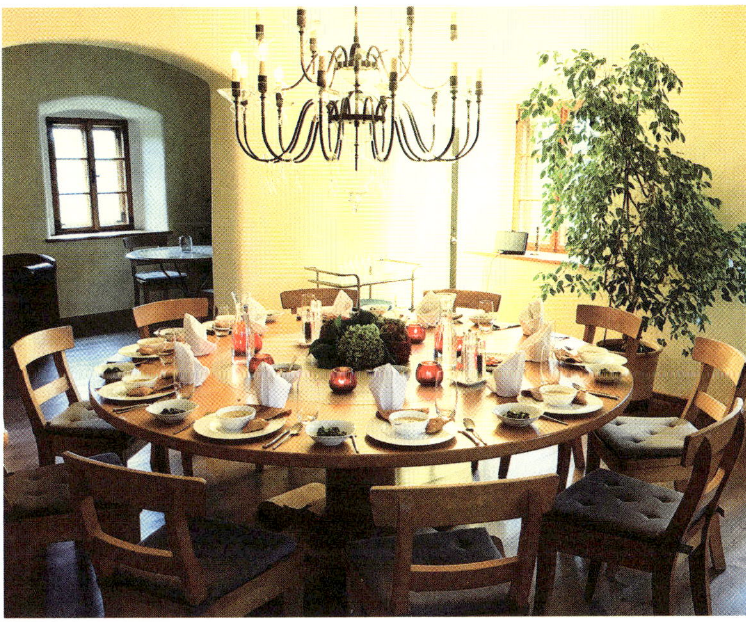

Ein gedeckter Tisch für eine Gruppe von Menschen, die zuvor gemeinsam gekocht hat. Genuss pur!

Langsam essen und gut kauen

Jeder Teil unseres Verdauungsweges hat seine eigenen Aufgaben. Durch Kauen wird im Mund die Nahrung zerkleinert und die Oberfläche der Nahrung vergrößert, um den Verdauungsenzymen Zugang zu den Nahrungsmolekülen zu geben. Bereits im Mund beginnen im Speichel die ersten Verdauungsenzyme (Stoffe, die uns zum Beispiel dabei helfen,

Stärke der Nahrung in Zucker zu verwandeln) zu wirken. In jedem Teil des Verdauungstraktes sind andere Enzyme am Werk, die sich nun an die Arbeit machen, die großen Moleküle der Nahrung in kleinere Bestandteile zerlegen und dadurch dem Körper für eigene Produkte zur Verfügung stehen. Je größer die Oberfläche der Nahrungsteile, desto leichter zugänglich sind sie für die chemische Zerlegung und desto mehr kann von der Nahrung genutzt werden. Gut zerkaute Nahrung kann wesentlich besser verdaut werden als hastig hinuntergeschlungene.

Wie wir schon im Kapitel über das vegetative Nervensystem gehört haben, begleitet vor allem der Vagusnerv das Verdauungssystem. Durch achtsames Essen und Kauen helfen wir dem Vagus, die Verdauungsvorgänge optimal zu steuern, sodass die richtigen Enzyme zum richtigen Zeitpunkt freigesetzt werden. Achtsamkeit ist auch ein Stimulans für die Vagusaktivität.

Hochwertige Öle und Fette

Die Moleküle unserer Nahrungsfette werden als Baumaterial in die Zellwand unserer Zellen, auch der Herzmuskel- und Nervenzellen, eingebaut. Hochwertige Öle wie Olivenöl, Leinöl und Walnussöl bauen unsere Nerven- und Gefäßwandmembranen auf und halten sie elastisch, das heißt, gute und hochwertige Fette ergeben elastischere Zellen und widerstandsfähigere Zellwände als schlechte Fette.[194] Würden Sie ein schlechtes Öl in Ihren Automotor einfüllen, wenn Sie wüssten, dass dieser dadurch einige 10.000 Kilometer weniger fährt? Im Verhältnis zum Preis von Motoröl ist selbst ein gutes Olivenöl noch preiswert. Tun Sie also etwas Gutes für Ihren Körper und halten Sie sich an hochwertige Öle! Zahlreiche Studien haben gezeigt, dass die mediterrane Diät mit viel

Olivenöl und Gemüse zu den gesundheitlich besten und schmackhaftesten der Welt gehört.[195, 196] Achten Sie beim Kauf des Olivenöls darauf, kein verfälschtes Produkt zu erhalten. Da sich im Öl viele fetthaltige Pestizide anreichern[197], empfiehlt es sich, hier besonders auf biologische Herkunft zu achten. Bewahren Sie Öle nicht in Plastikkanistern auf, da diese Weichmacher enthalten, die gerade durch Öle herausgelöst werden. Sie können Olivenöl als Basis beim Kochen, Braten und Backen verwenden, da ein hochwertiges Olivenöl erstaunlich hitzefest (bis 200 °C) ist. Es ist auch sinnvoll, selbst fürs Braten kaltgepresstes Olivenöl mit hohem Polyphenolgehalt zu verwenden, da diese Antioxidantien das Kochgut vor Oxidation schützen.

Ungesättigte Nahrungsfette bilden auch die Basis für einige Hormone, wobei aus Omega-6-Fettsäuren entzündungsfördernde Hormone entstehen, während Omega-3-Fettsäuren zu entzündungshemmenden Hormonen umgewandelt werden. Damit schützen sie das vegetative Nervensystem und den Vagusnerv vor Schädigung durch Neuropathien[198, 199], ebenso wie die Olivenölfette[200]. Leider sind Samenöle wie Sonnenblumenöl, Maiskeimöl, Rapsöl und Erdnussöl, die eine Zeit lang als besonders gesund gepriesen wurden, meist reich an Omega-6-Fettsäuren und dadurch entzündungsfördernd. Da dies relativ preiswerte Öle sind, die zudem nicht so leicht ranzig werden, werden sie in industriellen Lebensmitteln und auch in Gaststätten sehr gerne verarbeitet. Dadurch können industrielle Lebensmittel billig hergestellt werden und sind lange haltbar. Aus der Sicht unserer Gesundheit ist dies allerdings weniger sinnvoll, da wir frische Omega-3-Fettsäuren benötigen, um die Entzündungsbereitschaft unseres Immunsystems abzufedern. Omega-3-Fettsäuren sind in Leinöl (50 Prozent), Walnussöl (25 Prozent), Hanföl, Leindotteröl und einigen exotischen Ölen enthalten.

Leinöl ist der Star unter den pflanzlichen Ölen, was Omega-3-Fettsäuren betrifft, es wird aber leider auch sehr schnell ranzig. In frischem Zustand schmeckt es ausgezeichnet nussig, nach einigen Wochen im normalen Regal ist es nur noch zur Holzbehandlung geeignet, der Geschmack erinnert dann an Fisch. Es sollte daher möglichst frisch aus dem Kühlregal gekauft und immer im Kühlschrank aufbewahrt werden, dann hält er sich bis zu drei Monate. Leinöl und andere Omega-3-Fettsäuren sollten nur kalt verwendet werden, also in Pestos, Salaten und als Nahrungsergänzung, da der Rauchpunkt sehr niedrig liegt. Omega-3-Fettsäuren pflanzlicher Herkunft müssen im Körper erst in die tatsächlich benötigten Fettsäuren umgewandelt werden. Algenöl und Öle von Fischen aus kalten Meeren enthalten bereits die fertigen Fetttypen, allerdings kann unser Organismus dann nicht genau das Fettsäuremuster herstellen, das er zum jeweiligen Zeitpunkt benötigt, was bei den pflanzlichen Fettsäuren leichter möglich ist.

Da Fischöl zusätzlich je nach Fanggebiet unterschiedliche Umweltbelastungen aufweisen kann und der heutige industrielle Fischfang grundsätzlich problematisch für die Meeresökologie ist, bleiben vor allem pflanzliche Öle und Algenöl als sinnvolle Omega-3-Quellen.

In der Nahrung sollten Omega-6- und Omega-3-Fettsäuren ausbalanciert sein, da die einen entzündungsfördernd, die anderen entzündungshemmend sind. In der Frühzeit der Menschheit waren sie das, heute überwiegen preiswerte Omega-6-Fettsäuren, die entzündungsfördernd und vagusschädigend sind, in einem Verhältnis von 15:1[201]

Was hat nun diese Betrachtung der Fettsäuren mit dem Vagusnerv zu tun? Nervenmembranen bestehen zu einem großen Teil aus den Nahrungsfetten, die wir aufnehmen. Im Laufe des Lebens besteht die Gefahr, dass die empfindlichen

Nervenmembranen undicht werden, absterben und eine sogenannte »Polyneuropathie« entsteht. Sie äußert sich am Anfang durch Kribbeln in den Beinen, später durch Schmerzen und Taubheit in den Zehen und Fingern. Tatsächlich hat man anhand der Herzratenvariabilität beobachtet, dass die Aktivität des Vagusnervs mit zunehmendem Alter abnimmt (hochbetagte Menschen ausgenommen).[202] Hochwertige Fette schützen uns vor der Alterung der Zellmembranen, was wohl einer der Gründe sein dürfte, warum die mediterrane Diät so gesundheitsfördernd ist. Tatsächlich haben Studien gezeigt, dass auch Polyneuropathien durch hochwertige Fette verlangsamt oder gestoppt werden[198, 199, 203], durch eine an Omega-6-Fettsäuren reiche Diät jedoch sogar verursacht werden können[201]. In einer Studie waren im Tierversuch besonders Nachtkerzenöl sowie Menhadenöl (eine Art Fischöl) neuroprotektiv (nervenschützend) wirkungsvoll.[204] Will man Fischöl vermeiden, ist wohl das Algenöl die beste Alternative. Fische produzieren ihre Omega-3-Fettsäuren auch nicht selbst, sondern bekommen sie von den Algen, die sie direkt oder über die Nahrungskette fressen. Achten Sie bei allen Omega-3-Produkten auf Frische! Ranziges, oxidiertes Öl, wie es sich oft in Omega-3-Kapseln mit großer Oberfläche findet, scheint sogar eher zu schaden, als zu nutzen.[205]

Man kann die Vagusaktivität stärken, wenn man regelmäßig Omega-3-Fettsäuren zu sich nimmt.[206] Offensichtlich gibt es hier eine Rückkopplung, weil die Entzündungshemmung durch Omega-3-Abkömmlinge auch den oxidativen Stress im Körper vermindert und dadurch der Vagusnerv wieder aktiviert wird, weil das Alarmsignal der Entzündung schwächer wird. Der verstärkte Vagus wiederum ist eher in der Lage, Entzündungen zu stoppen, sodass der positive Effekt der Omega-3-Fettsäuren sich in zweierlei Weise gegenseitig verstärkt.

Sowohl die Einbindung der Fette in die Zellmembranen als auch ihre Umwandlung in entzündungshemmende Stoffe sprechen dafür, nur hochwertige Öle zu verwenden: kaltgepresstes Olivenöl zum Kochen, Braten und Backen sowie Leinöl, Hanföl und Walnussöl für kalte Anwendungen wie Salate oder Pestos.

Frische und biologische Lebensmittel – Frieden mit der Natur

Mit dem Ende des Ersten und später des Zweiten Weltkriegs blieben große Mengen an Schießpulver und Kampfgasen in den Lagern der damaligen Chemiefabriken. Findige Geschäftsleute überlegten damals, was mit den gefährlichen Substanzen getan werden könnte, um sie nicht kostspielig entsorgen zu müssen, sondern gewinnbringend verkaufen zu können. Da Schießpulver sehr nitrathaltig und Nitrat ein wichtiger Nährstoff von Pflanzen ist[207], kam man auf die Idee, aus dem Schießpulver Kunstdünger zu machen, wodurch in der Landwirtschaft die Welle an Kunstdüngung entstand, die jeweils nach den Kriegen propagiert wurde. Kampfgase wiederum sind Pestiziden chemisch ähnlich[208], sodass sich die Umwandlung der Kampfgasbestände in solche »Pflanzenschutzmittel« anbot.

Leider hatte dieser neue Krieg, den man jetzt nicht mehr gegen die Menschen, sondern gegen die Natur führte, vielfach schlimme Konsequenzen. Einerseits die Auswaschung von Mikronährstoffen wie Selen, Zink und Magnesium aus den Böden, andererseits die Überdüngung der Gewässer, den Geschmacksverlust bei kunstgedüngten Pflanzen, die höhere Anfälligkeit der Pflanzen, die durch die üppige Ernährung zwar größer und optisch schöner, aber ärmer an Abwehrstoffen und wasserhaltiger wurden. Weiters die chemischen und biologischen Schäden, die durch die nun als Pflanzenschutzmittel gehandelten Kampfgassubstanzen ausgelöst wurden. So wird das Nervensystem wie auch die vegetativen Nerven besonders durch Insektizide geschädigt, auch schon in geringen Dosen.[209]

Heute hat die biologische Landwirtschaft in einigen Ländern schon einen beträchtlichen Anteil an der Gesamtlandwirtschaft, wobei der deutschsprachige Raum diesbezüglich sogar führend ist. Sie verzichtet auf chemische Dünger und Pestizide und nutzt natürliche Symbiosen zwischen Pflanzen und Bodenbakterien – sie füttert den Boden und nicht die Pflanzen. Nach einer Analyse der Zeitschrift *Nature* ist sie, auch aufgrund der ökologischen Vorteile, die Landwirtschaft der Zukunft.[210] Sie ist kreislauforientiert und verursacht wenige Abfälle. Die meisten Abfälle der Biolandwirtschaft werden kompostiert und kehren als Dünger für zukünftige Ernten wieder in den Kreislauf zurück.

Auch wenn die Mengen, die in der konventionellen Landwirtschaft zu Überschüssen und vernichteten Lebensmitteln führen, nicht erreicht werden, so ist dafür die Qualität von biologischen Lebensmitteln wesentlich höher[211], der Geschmack besser, Vitamingehalt und Fettmuster sind wertvoller und auch ihr Gehalt an nützlichen Bakterien und Mikroorganismen ist deutlich höher.[212, 213]

Versuchen Sie auch, so nahe wie möglich am Erzeuger und so frisch wie möglich einzukaufen. Es gibt wunderbare Bauernmärkte, die zumindest einmal wöchentlich biologisches Gemüse anbieten. Außerdem gibt es grüne Kistchen, mit denen Sie direkt mit Produkten, die am Vortag oder sogar am gleichen Tag geerntet wurden, beliefert werden. Dadurch kaufen Sie auch ein frisches Mikrobiom mit, das in und an den Früchten und Gemüsen lebt und das Mikrobiom Ihres eigenen Körpers unterstützt (mehr dazu im Kapitel zum Mikrobiom).

Entwickeln Sie auch eigene Gerichte, die aus möglichst wenigen hochwertigen Zutaten bestehen und daher rasch und ohne großen Aufwand zubereitet werden können. Sie unterstützen damit die Zufuhr von Vitaminen, Antioxidantien, Spurenelementen, die für Ihr Nervensystem wichtig sind. Mit der Zeit werden Sie bemerken, dass Ihre Lust, eine fertige Tomatensauce zu öffnen, immer mehr abnimmt, weil Sie den Geschmack einer frisch gemachten Sauce gewohnt sind und keine Fertigsauce auch nur annähernd an diesen Geschmack heranreicht. Das ist der Moment, an dem Ihr Mikrobiom sich so verbessert hat, dass Ihre Sehnsucht nach Zucker und Geschmacksverstärkern abgenommen und Ihre Abscheu vor schlechten Nahrungsfetten zugenommen hat.

Noch zwei Tipps: Holzbretter sind hygienischer als Plastikschneidbretter[214] und das Fermentieren gelingt in Holzgefäßen besser als in solchen aus Plastik oder Edelstahl, weil das nützliche Mikrobiom vom Holz gefördert wird[215]. Waschen Sie Schneidmesser und Holzbrett gleich nach dem Kleinschneiden der Nahrung mit reinem, warmem Wasser ab, lassen Sie nichts antrocknen. Damit sparen Sie enorm viel Spülmittel, Handcreme und Rubbelzeit wie auch eigene Nerven!

In der biologischen Landwirtschaft werden meist traditionelle und samenfeste Gemüse-, Getreide- und Obstsorten verwendet[216], die noch nicht auf den modernen Geschmack der Menschen umgezüchtet sind, wie viele Hybridsorten. Das bedeutet in der Regel einen geringeren Zuckergehalt und einen höheren Gehalt an Antioxidantien, die für uns etwas bitter schmecken, aber zu den gesündesten Nährstoffen unserer Nahrung zählen. Antioxidantien schützen unsere Nervenmembranen vor Oxidation und damit vor Alterung. Alte Sorten sind auch reicher an Vitaminen und Mineralien, haben meist ein ausgeprägteres Wurzelwerk, da sie an kärgere Bodenbedingungen als die modernen Pflanzen gewohnt sind, wodurch sie mehr Spurenelemente aufnehmen. Diese Vitamine und Spurenelemente benötigt unser Nervensystem für eine gute Funktion. Sie kommen auch leichter mit Trockenheit zurecht und benötigen keine Kunstdüngung. Zudem sind sie ohne Spritzmittel gegen Schädlinge widerstandsfähiger, wodurch weniger oder gar keine nervenschädigenden Pestizide verwendet werden müssen. Verwenden Sie also alte Sorten, wenn Sie diese kaufen können!

Ich habe in meiner Zivildienstzeit die Organisation »Arche Noah« mitgegründet, die traditionelle und samenfeste Sorten sammelt und unter den Mitgliedern verteilt, um die genetische Vielfalt der Nahrungspflanzen zu erhalten. Sie ist heute zu einer der größten Saatgutbanken der Welt herangewachsen, verwaltet 6.000 Sorten und wird von 11.000 Mitgliedern gefördert. Ihre Pflanzentauschmärkte sind ein großer Magnet für Pflanzenbegeisterte.

Legen Sie die Früchte und das Gemüse zumindest am Tag der Verwendung noch einmal ans Licht, an die Morgensonne. Bei Pilzen hat man festgestellt, dass dadurch der Vitamin-D-Gehalt deutlich ansteigt.[217, 218] Vitamin D hat nach neuen Forschungen neben den bekannten Wirkungen auf Knochenaufbau und Immunsystem auch eine neuroprotektive Wirkung[219], wahrscheinlich weil es die Nervenmembranen durch antioxidative Eigenschaften vor Alterung schützt.

Früchte und Pilze haben, solange sie lebendig sind, einen Stoffwechsel, der auch das Licht nutzen kann, um Vitamine und Antioxidantien herzustellen. Im Kühlschrank oder im dunklen Kasten haben sie zu wenig Licht und verbrauchen ihre Vitamine für ihren eigenen Stoffwechsel. Orangen können durch Lagerung zwar süßer werden, aber dies passiert auf Kosten des sauren Vitamin C, das in der Frucht verbraucht wird.

Wenig Zucker

In den Jahren 2015 und 2016 haben zwei Arbeiten in renommierten Wissenschaftsjournalen[220, 221] den Briefwechsel eines amerikanischen Chemieprofessors analysiert, der, wie sich nach seinem Tod herausstellte, sowohl bezahlter Berater der Zuckerindustrie als auch der amerikanischen Regierung in Ernährungsfragen war. Dieser hatte in mehreren wissenschaftlichen Publikationen Nahrungsfette angeprangert und für schuldig erklärt, Arteriosklerose, Bluthochdruck und andere Volkskrankheiten zu begünstigen. Zucker hingegen sollte seiner Meinung nach gesund sein und wichtig für den Organismus. Tatsächlich haben mittlerweile zahlreiche Arbeiten gezeigt, dass Zucker im Überfluss extrem schädlich für den Organismus ist und wir heute in unserer Nahrung viel zu viel billigen Zucker in Produkten von Essiggurken bis Chips versteckt haben. Gleichzeitig hat der gleiche Professor, wohl um die Schäden, die Zucker am Zahnschmelz anrichtet, zu kaschieren, erfolgreich Lobbying für die Fluoridierung des Trinkwassers in den USA betrieben, was schon bei zulässiger Dosierung schwere neurologische Schäden bei Kindern verursachen kann, wie auch eine Reduktion der Vagusaktivität bei Babys von Müttern, die fluoridiertes Trinkwasser tranken.[222, 222a, 225]

Meiden Sie daher Zucker, wo immer Sie es können, ebenso wie fluoridierte Zahnpasta. Für die Verarbeitung von Zucker im Körper werden Vitamine benötigt, die dadurch dem Stoffwechsel entzogen werden. Wenn Sie Früchte essen, nehmen Sie zwar auch Zucker zu sich, gleichzeitig aber auch die Vitamine, die für die Verstoffwechselung benötigt werden. Wird der Zucker in reiner Form ohne Vitamine aufgenommen, ist der Schaden besonders groß.

Ein erhöhter Zuckergehalt im Blut ist mit einer Mangeldurchblutung der peripheren Nerven verbunden und führt zu peripheren Neuropathien, die auch die vegetativen Nerven,

Sympathikus und Vagus, betreffen. In unserer Bauchspeicheldrüse erzeugen die Langerhans-Inselzellen jenes Insulin, das für die Zuckerverarbeitung und -regulierung wichtig ist. Werden diese Zellen durch zu große Zuckerzufuhr chronisch überfordert, entzünden sie sich und werden inaktiv. Es fehlt dann das Insulin und der Zucker kann nicht von den Körperzellen aufgenommen werden, sondern bleibt in den Blutgefäßen, der Blutzuckerspiegel steigt. Diesen Zustand bezeichnet man als »Zuckerkrankheit« oder »Diabetes«. Er verkürzt die Lebensdauer um einige Jahre und bringt die Gefahr von amputierten Beinen, Herzinfarkten und Schlaganfällen mit sich.

Wenig tierisches Eiweiß

Tierisches Eiweiß wird heute ebenfalls in viel zu großen Mengen gegessen, insbesondere rotes, industriell aufbereitetes Fleisch. Der Konsum von solchem Fleisch wirkt entzündungsfördernd und wurde von der IARC (International Agency for Research on Cancer) sogar auf die Liste der wahrscheinlich krebsfördernden Nahrungsmittel gesetzt.[223]

Eine neue Studie schätzt, dass 2019 weltweit etwa 350.000 zusätzliche Herzinfarkte pro Jahr durch diesen Fleischkonsum verursacht wurden.[224] Der bekannte Schutz des Herzmuskels durch die Vagusaktivität wird dadurch offensichtlich unwirksam gemacht. Meiden Sie daher zu große Mengen an tierischem Eiweiß. Früher wurde Fleisch höchstens einmal pro Woche gegessen, mit Ausnahme der Weihnachts- und Osterzeit. Die wohlhabenden Teile der Bevölkerung, die sich Fleisch täglich leisten konnten, galten als besonders prädestiniert für Gicht, die durch Abbauprodukte des tierischen Eiweißes entsteht, sowie für Neuropathien, die als »Zipperlein« bezeichnet wurden. Vegetarier leben nicht nur länger, sondern weisen auch eine signifikant höhere Vagusaktivität auf als Fleischesser.[225] Allerdings sollten sie, besonders im Alter, Vitamin B12 supplementieren, da dieses bei älteren Menschen nur bei gut geplanter vegetarischer Ernährung ausreichend vorhanden ist.[226]

Denken Sie daran, in welchen Mengen heute Hühner, Schweine und auch Rinder gezüchtet und gegessen werden und welches Tierleid sich aus einer Massentierhaltung ergibt, die in der Lage ist, so billiges Fleisch zu erzeugen. Abgesehen davon ist die Ökobilanz von Fleisch sehr schlecht, da etwa sechs- bis zehnmal so viel pflanzliches Eiweiß benötigt wird, um eine Kalorie tierisches Eiweiß daraus zu produzieren.[227] Die ganze Welt könnte locker mit pflanzlichem Eiweiß ernährt werden, wenn nicht ein großer Teil davon als Tierfutter verwendet würde.

Es gibt heute Kochbücher für hervorragend schmeckende vegetarische Gerichte und, wenn Sie es ganz ernst nehmen wollen, sogar für vegane Gerichte, die auch auf Eier und Milchprodukte verzichten. Die Studienlage dazu ist eindeutig: Menschen mit pflanzenbasierter Diät leben länger und erleben mehr gesunde Lebensjahre.[228, 229]

Mikrobiom und Vagus

Wie der Vagus und nützliche Bakterien zusammenarbeiten

Es war ein langer und mühseliger Weg, bis wir 2022 unsere Forschungsergebnisse endlich in der Zeitschrift *Dialogues in Clinical NeuroScience* publizieren konnten. Gemeinsam mit einer ganzen Reihe von interdisziplinären und internationalen Instituten konnten wir erstmalig zeigen, dass das Mikrobiom, also die Bakterien in unserem Darm, dann vielfältiger war, wenn bei weiblichen Versuchspersonen (nur solche hatten wir untersucht) eine höhere Vagusaktivität in der Herzratenvariabilität zu beobachten war.[230] Es stellte sich sogar heraus, dass die Gruppe mit höherer Vagusaktivität nicht nur eine vielfältigere, sondern auch eine prinzipiell unterschiedliche Zusammensetzung des Mikrobioms aufwies. Nebenbei hatten wir auch starke negative Korrelationen der Vagusaktivität zu typischen Entzündungsparametern sowie auch Depressionsmarkern[231] gefunden (je höher die Vagusaktivität, desto geringer die Entzündungsparameter und die Depressionsmarker), was das intensive Zusammenspiel von Vagusaktivität, Mikrobiom, unserem Immunsystem und unserem Wohlbefinden verdeutlicht.

Warum diese Publikation so schwierig gewesen war und mehrere Überarbeitungen und zahlreiche Reviewer erfordert hatte, bis sie akzeptiert wurde? Nun ja, Mikrobiomforscher interessieren sich nun mal hauptsächlich für das Mikrobiom, Kreislaufforscher für den Kreislauf, Immunologen für das Immunsystem und Psychiater für psychische Erkrankungen. Ungewöhnliche Verbindungen all dieser Fächer sind daher sehr schwer zu publizieren, da sich keine der Fachgruppen für die jeweils anderen Fächer zuständig fühlt oder auch nur wissen möchte, dass Einflüsse aus einer gänzlich anderen Richtung für das eigene Fachgebiet wichtig sind.

Nun sind Korrelationen, wie wir sie gefunden haben, kein Beweis, jedoch ein wichtiger Hinweis darauf, dass die Vagusaktivität und die Vielfältigkeit des Mikrobioms sich gegenseitig fördern und dass das Immunsystem und die Psyche von höherer Vagusaktivität und vielfältigerem Mikrobiom positiv beeinflusst werden. In dieser Arbeit konnten wir Befunde vieler anderer Gruppen zu Teilkorrelationen erstmalig als Ganzes überblicken und bestätigen.

Vor und nach unserer Studie hatten einige Arbeiten gezeigt, dass Gehirnfunktionen von Darmbakterien beeinflusst werden können.[232] Zuckerhungrige Hefepilze in unserem

Darm sind bei Schleckermäulern besonders häufig vertreten und sondern bei Zuckermangel Stoffe ab, die Unruhe und Unwohlsein beim Wirtorganismus auslösen: Die Hefepilze schreien nach neuem Zucker. Ähnliche Interaktionen zwischen Mikroorganismen und dem menschlichen Gehirn dürften in vielerlei Form auftreten, nicht nur beim Zucker. Vagale Sensoren können sogar bestimmte Darmbakterien und ihre Stoffwechselprodukte erkennen und melden sie dem Zentralnervensystem.[37] Man spricht in diesem Zusammenhang von einer »Mikrobiom-Darm-Hirnachse«[233], und bei Störung derselben finden sich begleitend oft Angsterkrankungen und Depressionen[234] oder auch Magersucht[235].

Warum aber ist unser Mikrobiom nun so wichtig für unsere Gesundheit? Eine interessante Antwort auf diese Frage hat bereits Johann Wolfgang von Goethe 1827 in seinem Gedicht *Epirrhema* gegeben:

»Müsset im Naturbetrachten
Immer eins wie alles achten;
Nichts ist drinnen, nichts ist draußen:
Denn was innen das ist außen.
[…]
Freuet euch des wahren Scheins,
Euch des ernsten Spieles:
Kein Lebendiges ist ein Eins,
Immer ist's ein Vieles.«

Tatsächlich ist der menschliche Organismus viel komplexer, als wir uns das jemals hätten träumen lassen:

- Selbst beim erwachsenen Menschen sind noch mütterliche Zellen[236] und sogar Zellen von Geschwistern[237] im Organismus vorhanden.
- Mütter tragen die Zellen ihrer Kinder noch jahrelang in ihrem Körper.[238]

- Unsere Mitochondrien, die Zellkraftwerke, waren mit großer Wahrscheinlichkeit einmal eigenständige Bakterien[239] und haben sich in unsere Zellen eingefügt.
- Über ein Drittel unseres eigenen Genoms stammt von Bakterien.[240] Nützliche Viren haben uns geholfen, diese Gene aufzunehmen und selbst zu nutzen.
- In jedem unserer Oberflächenorgane gibt es im gesunden Körper nach neuesten Befunden ein eigenes Mikrobiom[241], bestehend aus einer unterschiedlich komplexen Zusammensetzung verschiedenster (für unseren Organismus wichtiger und gesünder!) Bakterien, Viren und Pilze.

Das komplexeste und vielfältigste Mikrobiom unseres Körpers befindet sich in unserem Darm. Es macht beim erwachsenen Menschen ein Volumen von eineinhalb bis zwei Kilogramm aus und hat tiefgehende Auswirkungen auf unsere Gesundheit, da es viele Vitamine und andere wertvolle Stoffe produziert, die wir für ein gesundes Leben benötigen. Der komplexeste Nerv in unserem Körper mit der größten Ausdehnung ist der Vagusnerv. Es ist daher nicht verwunderlich, dass gerade das komplexe Darmmikrobiom mit dem Vagusnerv zusammenarbeitet.

Der Wert fermentierter Lebensmittel

Bereits in der chinesischen Ernährungsmedizin wurden fermentierte Lebensmittel eingesetzt[242], um das Befinden von Patienten zu verbessern und die Gesundheit zu stärken. Zu diesen gehören in unserem Lebensbereich zum Beispiel Sauerkraut, saure Rüben und Salzgurken, eingelegtes, fermentiertes Gemüse, saure Milchprodukte, Joghurt und Käse. Im asiatischen Bereich sind Miso, Sojasaucen wie Shoyu und

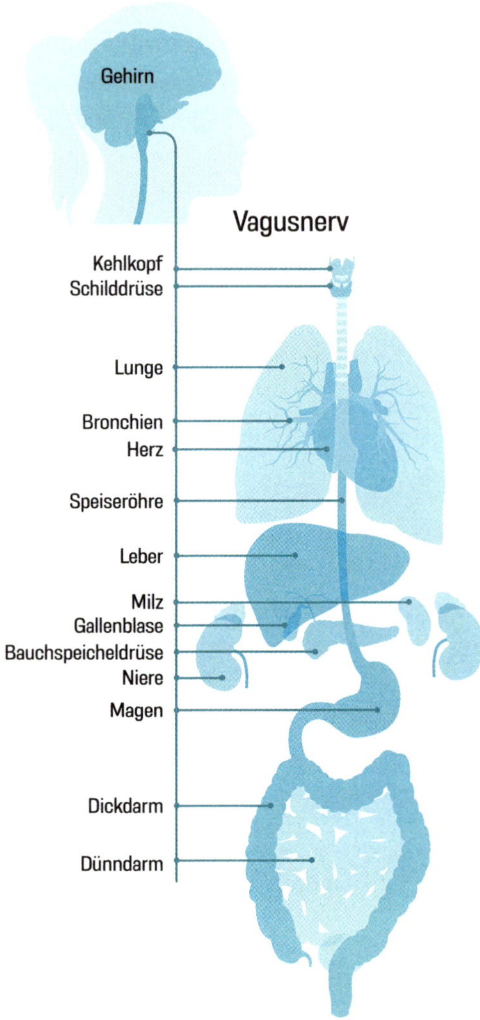

Der komplexeste Nerv unseres Körpers, der Vagusnerv, verbindet das komplexeste Mikrobiom in unserem Körper, das sich im Darm befindet, mit unserem Gehirn und mit den inneren Organen. 80 Prozent seiner Fasern sind sensorisch und fühlen Informationen aus unserem Körper, nur 20 Prozent sind motorisch und übermitteln Befehle.

Tamari, Kimchi, rosa Ingwer und Natto die bekanntesten fermentierten Lebensmittel.

Heute wissen wir, dass diese fermentierten Lebensmittel tatsächlich zu den »Gesundbrunnen« gehören, die aus der Nahrung kommen. Es sind dabei einerseits die fermentierenden Milchsäurebakterien selbst, die wirksam sind, andererseits die so aufbereiteten Nahrungsmittel, die für andere nützliche Darmbakterien willkommenes Futter sind und das Mikrobiom in eine positive Richtung lenken. Zudem stärken Probiotika, zu denen fermentierte Lebensmittel gehören, die Vagusaktivität. Bakterien sind ja chemische Zauberkünstler, die mit einer geschätzten Million Genen in unserem Darm wesentlich mehr verschiedene Eiweiße produzieren können als unsere eigenen Körperzellen mit ihren 23.000 Genen. So können die als gesund bekannten Bakterienstämme wie Milchsäurebakterien auch selbst Acetylcholin (Loewis Vagusstoff) produzieren[243] und damit die Vagustätigkeit unterstützen und die Überträgersubstanz besser verfügbar machen. Sie schaffen damit, auch für sich selbst, ein besseres, weil entzündungsärmeres Milieu im Darm. Der Vagusstoff Acetylcholin ist in der Lage, diese Entzündungsfaktoren wie Zytokine auch im Darm zu vermindern, da er die Immunzellen beruhigt, sodass sie nicht mit den Zytokinen »um Hilfe schreien«. Wird der Vagusnerv durchtrennt, wirken sich die Probiotika nicht mehr positiv auf Angsterkrankungen aus, die sie sonst lindern können.[244]

Der Vagusnerv »schmeckt« sozusagen die Stoffe der verschiedenen Bakterienarten im Darm und ist das verbindende Element zwischen Darmbakterien, Gehirn und Immunsystem. Im Jahr 2015 wurden Hilfszellen (»Neuropods«) hierfür entdeckt, die verschiedenste Bakterienstoffe detektieren können und sie an den Vagusnerv weitermelden.[245] Dieser meldet sie dann dem Gehirn[246], so wie er auch Entzündungen meldet.

Vaguskommunikation in der Darmwand

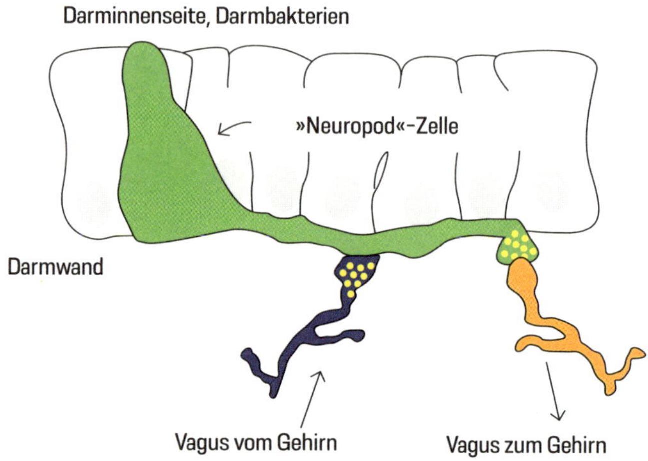

2015 entdeckte »Neuropods« in der Darmwand detektieren die Zusammensetzung der Darmflora und melden sie an den Vagusnerv, der diese Meldung ans Gehirn weitergibt. Dieselben Zellen erhalten Signale vom Vagusnerv, die sie an das Mikrobiom übertragen. Die hier abgebildeten gelben Pünktchen sind Botenstoffe, zum Beispiel Acetylcholin.

Auch im Darm ist der Vagusnerv der große Entzündungsregulator und besonders gesundheitsrelevant, da viele chronische Darmerkrankungen wie Morbus Crohn und das Leaky-Gut-Syndrom (eine zu durchlässige Darmwand, die Stoffe durchlässt, die zurückgehalten werden sollten) auf chronischen Entzündungen basieren[247], in denen die Immunzellen die Darmwand »anknabbern«.

Was können Sie tun, um diese neuen Erkenntnisse für Ihre persönliche Gesundheit einzusetzen?

1. Schaffen Sie eine ruhige und entspannte Atmosphäre beim Essen, am besten im Kreis von Freunden oder Familie. Vermeiden Sie Hektik und unerfreuliche Themen während des Essens, so geben Sie sich selbst Entspannung und dem Vagusnerv Raum für seine Tätigkeit. Essen Sie regelmäßig, nicht zu spät und frühstücken Sie ausgiebig.[159] Halten Sie sich nach der folgenden alten Regel: Frühstücken wie ein König, Mittagessen wie ein Bürger, Abendessen wie ein Bettler.[69] Nutzen Sie die Möglichkeit, vor dem Essen kurz all den Wesen zu danken, die das gute Essen ermöglicht haben.
2. Bauen Sie ein vielfältiges und stabiles Mikrobiom in Ihrem Körper auf, indem Sie viel Gemüse und faserreiche Kost in Ihren Speiseplan aufnehmen. Vermeiden Sie Zucker und zuckerhaltige Getränke, mit Ausnahme von frischen, verdünnten Obstsäften. Vermeiden Sie zu viel tierisches Eiweiß, insbesondere rotes Fleisch oder Fleisch und Milchprodukte aus Massentierhaltung.
3. Bauen Sie fermentiertes Gemüse in Ihren Essensplan ein. Sehr wohlschmeckend als Beilage oder in Suppen sind beispielsweise koreanische Kimchis, die inzwischen in verschiedenen Varianten in Bio-Läden verfügbar sind. Auch fermentiertes Sauerkraut und andere fermentierte Gemüsesorten (etwa saure Rüben) eignen sich gut, um

dem Mikrobiom Nahrung und Auffrischung zu geben. Achten Sie darauf, dass die Säure in sauren Gemüsen nicht durch Essig erreicht wird, sondern durch milchsaure Fermentation.

4. Bauen Sie polyphenolhaltiges Obst und Gemüse in Ihren Speiseplan ein. »Bitter ist das neue Süß« könnte man diese Regel für gesunde Ernährung beschreiben. Polyphenole, die bitter schmecken, wirken antioxidativ, entgiftend und entzündungshemmend. Früher gab es sogar leicht bitter schmeckende Apfelsorten (zum Beispiel die »Schafnasen«), diese sind heute allerdings durch intensiv süß schmeckende Sorten ersetzt worden. Bittere Sorten wurden leider im Laufe der Geschichte »süßgezüchtet«, da diese Geschmacksrichtung vom Menschen meist bevorzugt wird. Damit haben viele heute verfügbaren Obst- und Gemüsesorten ihren gesundheitlichen Wert verloren, da Zucker wertvolle Vitamine bei seiner Verstoffwechselung verbraucht und in größeren Mengen die Bauchspeicheldrüsenzellen schädigt, die Insulin erzeugen und unseren Zuckerhaushalt regulieren. Meiden Sie daher zu süße Obstsorten, die zu viel leicht verstoffwechselbaren Zucker in Ihre Nahrung bringen. Verwenden Sie, besonders im Frühjahr, wenn diese Pflanzen frisch und wohlschmeckend verfügbar sind, Wildkräuter wie Löwenzahn, Giersch und andere leicht bitter schmeckende Wildpflanzen. Besuchen Sie einen Wildkräuterkochkurs, damit Sie die Spreu vom Weizen unterscheiden können und die Wildkräuter richtig nutzen lernen.
5. Kochen Sie selbst und verwenden Sie nur die besten Zutaten, frisch und biologisch erzeugt. Lernen Sie ein paar einfache, schnell zubereitete Grundrezepte, die Sie leicht variieren können und die immer gut schmecken, wie zum Beispiel Risotto, Gewürzreis, einfache, aber frische

Gemüsesaucen. Sie werden staunen, wie sich Ihr Geschmackssinn kultiviert und verändert, wenn Sie einige Wochen mit frischen Zutaten selbst gekocht haben!

6. Bauen Sie viele Omega-3-Fettsäuren in Ihren Speiseplan ein. Sie finden sich in frischem (!) Lein-, Hanf- und Walnussöl und erzeugen entzündungshemmende Hormone im Körper. Auch in Algen (Algenöl) und fetten Fischen, möglichst nicht aus antibiotikaverseuchter Bottichhaltung und möglichst *nicht* kapselverpackt und ranzig, finden sich Omega-3-Fettsäuren.
7. Nehmen Sie Antibiotika nur dann, wenn sie wirklich unumgänglich nötig sind. Das ist wesentlich seltener, als es bisher gehandhabt wurde. Antibiotika zerstören nicht nur schädliche Mikroorganismen, sondern leider auch die gesunde und bunte Bakterienwelt in unserem Körper, machen dick und schädigen unsere Zellkraftwerke, die Mitochondrien, die ebenfalls einmal Bakterien waren. Auch das »Chronique-Fatigue-Syndrom« wird mit der Verarmung des Mikrobioms durch Antibiotika in Verbindung gebracht.[248]
8. Achten Sie auch auf das Mikrobiom Ihres Mundes. Neue Erkenntnisse zeigen, dass dieses für die Hemmung von Alzheimer und Krebserkrankungen wichtig ist.[249] Zu stark desinfizierende Zahnpasten können den nützlichen Bakterien in Ihrer Mundhöhle schaden und sollten vermieden werden. Nützliche Bakterien sind wesentlich wichtiger als Desinfektion, da sie langfristig vor schädlichen Bakterien schützen. Desinfektion schützt nur kurzfristig und verhindert keine Wiederbesiedlung mit schädlichen Bakterien. Ein neutraler Mundgeruch ist ein Zeichen für ein gesundes Mikrobiom Ihres Mundes und Ihres Magens. Verwenden Sie zum Beispiel Ayurveda-Zahnpasten oder solche von biologischen Herstellern und putzen Sie Ihre Zähne damit regelmäßig.[250]

9. Sorgen Sie für genügend Bewegung. Zahlreiche Studien haben gezeigt, dass 5.000 bis 10.000 Schritte pro Tag das Optimum sind, um eine gute Vagusaktivität und die Gesundheit aufrechtzuerhalten. Diese können Sie auch mit kleinen Maßnahmen erreichen: Parken Sie zum Beispiel Ihr Auto nicht direkt vor dem Ziel, sondern 100 Meter entfernt, wenn Sie nichts Schweres tragen müssen. Damit machen Sie automatisch 200 bis 300 Schritte, die Sie Ihrem täglichen Schrittkonto gutschreiben können. Gehen Sie kleine Entfernungen zu Fuß, wo immer Sie können, besorgen Sie sich ein Fahrrad und erledigen Sie vieles, das Sie sonst mit dem Auto erledigt hätten, mit dem Rad. Wenn Sie nicht Schweres tragen müssen, gehen Sie Treppen zu Fuß und nehmen Sie nicht den Lift. Nehmen Sie am Beginn einen Bewegungstracker, um ein Gefühl für die Schrittzahl zu erhalten, die Sie gehen. Nach einiger Zeit können Sie darauf verzichten, weil Sie selbst ein Gefühl dafür bekommen. Und gehen Sie natürlich am Wochenende wandern. Übertriebene Bewegung wie Marathontraining ist übrigens nicht gesund, falls Sie das glauben sollten.
10. Strecken und räkeln Sie sich gelegentlich während der Arbeit und machen Sie Pausen. Im Optimalfall mindestens zehn Minuten alle eineinhalb Stunden! Strecken kalibriert die Sensoren in unseren Muskeln und vermindert Muskelschmerzen. Es verbessert die Muskeldurchblutung und wäscht dadurch Entzündungsfaktoren aus.
11. Wenn Sie bereits an chronischen Entzündungen leiden, trinken Sie, in Absprache mit Ihrem Arzt, für sechs Wochen täglich Weidenrindentee. Er enthält nicht nur Salicylsäure, den Wirkfaktor des Aspirins, sondern eine Vielzahl an anderen Stoffen wie Polyphenole, die positive Wirkungen auf den Organismus haben[251], und gilt als sicherer als Aspirin und andere Entzündungshemmer[252].

Anhang und Serviceteil

Wo Sie vagusfördernde Lebensmittel und Pflanzen für den Garten oder Balkon finden

Diese Bezugsquellen fassen langjährige eigene Erfahrungen zusammen, die ich im Laufe der Zeit auf der Suche nach guten und immer besseren Lieferanten gemacht habe. Ich bin weder an den genannten Firmen beteiligt, noch erhalte ich Zuwendungen. Ich habe hier die Quellen für Sie zusammengetragen, die mir besonders nützlich erschienen, ohne einen Vorteil daraus zu ziehen.

Lieferdienste für Bio-Lebensmittel

Hier finden Sie ein Verzeichnis von Bio-Lieferdiensten, die auf Wunsch saisonale Bio-Produkte aus der Region zustellen:

Österreich:
Biokistl, verschiedene Anbieter in Österreich[253]

Deutschland:
Ökokiste, verschiedene Anbieter in Deutschland[254]

Schweiz:
Bio Lieferservice[255]

Südtirol:
Biokistl, verschiedene Anbieter in Südtirol[256]

Tipps für Ihre Selbstversorgung mit vagusstärkenden Pflanzen

Kräuter und Duftpflanzen mit ätherischen Ölen

Gärtnerei Rühlemann *(kraeuter-und-duftpflanzen.de)* bietet eine Unzahl an interessanten Pflanzen an und verschickt auch per Post. Der Katalog kann im Netz heruntergeladen werden. Lavendel, Melisse, Baldrian und Passionsblume und andere Pflanzen mit beruhigenden Eigenschaften bzw. ätherischen Ölen stärken die Vagusaktivität. Leider ist Rühlemann nicht Bio-zertifiziert.

Raritäten und Duftpflanzen Syringa

Eine Bio-Gärtnerei mit einem mittelgroßen Katalog, den Sie auch von der Webseite herunterladen können, und zahlreichen essbaren Raritäten und Duftpflanzen ist Syringa *(syringa-pflanzen.de)* in Binningen in der Nähe von Schaffhausen.

Alte und samenfeste Sorten ohne Pestizide

Die Arche Noah in Österreich hat sich auf solche Sorten spezialisiert und bietet insgesamt 6.000 verschiedene traditionelle Gemüse-, Getreide- und Obstsorten an, die von privaten Mitgliedern im eigenen Garten weitergezogen und vermehrt werden: *arche-noah.at.*

Damit leistet die Arche einen wertvollen Beitrag zur Erhaltung der Artenvielfalt und hat viele schon verschollen geglaubte Sorten wieder für die Allgemeinheit zugänglich gemacht. Wenn Sie können, werden Sie Mitglied der Arche Noah und nutzen Sie die Pflanzenmärkte, um sich mit wertvollen alten Sorten für Ihren Garten einzudecken.

In meiner Zeit als Zivildienstleistender habe ich 1987 die ersten hundert Menschen zusammengebracht und den gemeinnützigen Verein gegründet, der später zur Arche Noah wurde. Die Geschichte der Arche können Sie hier nachlesen: *https://www.arche-noah.at/ueber-uns/verein-arche-noah/die-geschichte-des-vereins/*

Bäume mit Nutzen für einen kleinen Frucht- oder Waldgarten zum Entspannen und zur Vagusstärkung

Für Ihren Garten empfehlen sich Pflanzen, die besonders robust und pflegeleicht sind und einen hohen Gehalt an Inhaltsstoffen wie Vitaminen, Duftstoffen, Antioxidantien und Geschmacksstoffen haben. Diese Inhaltsstoffe aktivieren und / oder schützen Ihren Vagusnerv! Wildsorten, die nicht hybridisiert sind, sind hier besonders gut geeignet, da sie weniger Zucker und mehr Antioxidantien enthalten. Fragen Sie gezielt nach botanischen Sorten beziehungsweise Wildsorten.

Bio-Baumschule Artner

Nadelhölzer, Fruchtgehölze und Strauchpflanzen, die besonders gut an das alpine Klima adaptiert sind, erhalten Sie beispielsweise bei der Bio-Baumschule Artner in Oberösterreich (*artner.biobaumschule.at*). Die Sorten schmecken viel würziger – ein Zeichen wertvoller Inhaltsstoffe – als die üblichen Sorten in Gartencentern.

Preislisten und Katalog können heruntergeladen werden. Die Pflanzen sind größtenteils in Bio-Qualität und auch so außergewöhnliche Sorten wie die Tiroler Bergmarille und auch die Indianerbanane (Pawpaw) werden von Artner geführt und auch per Post versendet.

Bio-Gartenversand Hof Jeebel

Wertvolle alte Obstsorten mit höherem Vitamingehalt und weniger Zucker als die heutigen Sorten erhalten Sie bei Bio-Gartenversand Hof Jeebel (*biogartenversand.de*) unter dem Menüpunkt »Bäume und Gehölze«. Ideales Futter für Ihr gesundes Mikrobiom! Jeebel hat auch ein großes Angebot an Zubehör für einen exzellenten Bio-Garten. Der Hof hat jedoch kein Ladengeschäft und wickelt Bestellungen nur über den Versandweg ab.

Bio-Baumschule Pflanzlust

Auf Obstbäume spezialisiert ist die in der Nähe von Kassel in Wolfhagen-Nothfelden gelegene Bio-Baumschule Pflanzlust *(pflanzlust.de)*. Sie hat auch Apfelsorten im Programm, die für Apfelallergiker geeignet sein sollen.

Bio-Baumschule Brenninger

Und schließlich möchte ich noch die Bio-Baumschule Brenninger erwähnen *(baumschule-brenninger.de)*, die im oberbayerischen Klima auf einer Seehöhe von 550 Metern zwischen München und Landshut vorwiegend Obstgehölze, Beerenobst und Wildfrüchte anbietet.

Weitere Bezugsquellen für Bäume:

Baumschule New Garden,

Jörg Demes
Prozessionsweg 62, 46325 Borken
baumschule-newgarden.de
Mit Versand.

Pflanzmich Baumschulen

Burstah 13, 25474 Ellerbek, *pflanzmich.de*
Shop für Gartenpflanzen im Internet. Die Pflanzen kommen zum größten Teil aus der eigenen Baumschule und teilweise aus anderen Baumschulen in Schleswig-Holstein.

die-forstpflanze.de

Schlegel & Co. Gartenprodukte GmbH,
Robert-Bosch-Straße 20/1, 88499 Riedlingen
Versand verschiedener Forstpflanzen. Sehr preisgünstig.

praskac.at

Große Baumschule in Österreich mit vielen Nadelbaumsorten. Nicht Bio-zertifiziert.

Pflanzen zu Bekannten machen, wenn Sie in der Natur ihren Vagusnerv stärken

PictureThis: eine App für iOS und Android. Sie machen ein scharfes Foto von der Pflanze und die App bestimmt mit erstaunlich hoher Genauigkeit, welche Pflanze vor Ihnen steht. Ausprobieren kostenlos, Dauernutzung leider nur mit Jahresabo (ca. 29 Euro). Sehr empfehlenswert! Man kann alle bestimmten Pflanzen in einem eigenen virtuellen »Garten« speichern.

Vogelstimmen von Weitem erkennen

Mit der App *BirdNet* für iOS und Android können Sie Vogelstimmen aufzeichnen und visuell sichtbar machen, ähnlich unseren ChronoCardioGrammen des Herzschlags. Dann wählen Sie den Ausschnitt und eine Erkennung des Vogelgesangs wird durchgeführt. Damit werden Ihnen auch die Gesänge der wichtigsten Vögel vertraut.

Messung Ihrer Vagusaktivität und Ihres Stresses

Die im Folgenden beschriebene Gesundheitsuhr und das Messgerät zur Messung der Vagusaktivität (WisB) hat unser Human Research Institut *(www.humanresearch.at)* entwickelt und vertreibt sie. Verkäufe der Geräte unseres Instituts sollen dazu dienen, weitere Forschungsprojekte zu ermöglichen sowie gemeinnützige Projekte in Schulen durchzuführen.

Die Sanochron Gesundheitsuhr

Es gibt heute eine Vielzahl von digitalen Gesundheitsuhren, mit denen Sie Ihren Stress und Ihre Vagusaktivität messen können. Leider sind die meisten davon, wie zum Beispiel die Apple Watch oder Android-Uhren, mit Funktechnologien ausgestattet, die Sie dann direkt am Körper tragen, womöglich den ganzen Tag. Nicht jeder Mensch verträgt solche Funktechnologien und es gibt eine wachsende Zahl von elektrohypersensiblen Menschen, die unmittelbar mit starken Beschwerden auf Bluetooth oder WLAN reagieren. Manche Menschen wissen gar nicht von ihrer Sensibilität und wundern sich nur, dass sie in bestimmten Umfeldern mit hohem WLAN-Aufkommen, zum Beispiel in Flughäfen oder Einkaufszentren, total müde sind und nach kurzer Zeit Kopfschmerzen bekommen.

Wir haben in einer noch nicht veröffentlichten Studie die Schlafqualität und die Vagusaktivität während der Nacht in Wohnungen in der Nähe von Handymasten mit hoher elektromagnetischer Feldbelastung sowie in Wohnungen mit geringer Feldbelastung gemessen. Die Ergebnisse waren erschütternd: Die Vagusaktivität und damit die Qualität des Schlafs ist bei Menschen, die längere Zeit in der Nähe eines Sendemasts wohnen, signifikant niedriger als bei solchen in wenig belasteten Schlafzimmern. Der natürliche Anstieg der Vagusaktivität in der Nacht, der bei gesunden Menschen zu beobachten ist, fehlt bei Menschen in dauerbelasteten Schlafzimmern. Gleichzeitig wurden auch Blutproben von den beiden Gruppen genommen und eine neue Studie fand signifikant mehr Chromosomenanomalien, ein Zeichen mangelnder genetischer Reparatur, bei den Versuchspersonen in den belasteten Schlafzimmern.[7] Eine sehr gute Beschreibung des Forschungsstandes zu diesem Thema zeigt der Film *Das digitale Dilemma*[257] des renommierten Journalisten Klaus Scheidsteger.

Zudem kaufen Sie bei den meisten am Markt befindlichen Gesundheitsuhren diese deshalb zu einem so günstigen Preis, weil automatisch Ihre Daten ins Internet gesaugt und gegebenenfalls verkauft werden. Sie bezahlen also den größeren Teil des Preises mit Ihren eigenen Gesundheitsdaten, was vielen Menschen anscheinend nicht bewusst ist.

Da wir der Meinung waren, dass man Gesundheit nicht gut dauerhaft mit einem Instrument messen kann, das möglicherweise selbst ungesund ist, haben wir uns entschlossen, eine Gesundheitsuhr ohne Funktechnologien, ohne Verbindung zum Internet und mit analoger Anzeige – mit Zeigern und Anzeigescheiben – zu entwickeln. Diese Uhr wird nun gemeinsam mit der Firma Sanochron auf den Markt gebracht.

Die Sanochron-Uhr enthält kein Bluetooth und kein WLAN und sendet keine Daten an ein Smartphone oder ins Internet. Sie misst Ihr Elektrokardiogramm und berechnet daraus die Vagusaktivität sowie einen Stressindex. Das Elektrokardiogramm wird durch die Bewegung eines Zeigers, synchron zu Ihrem Herzschlag, angezeigt. Nach einigen Sekunden zeigt die Uhr dann den Stressindex. Zusätzlich bietet sie Ihnen Atemübungen an, die wir entwickelt haben, und die Vagusaktivität besonders anregen. Ihre Daten bleiben in der Uhr und werden nicht ins Internet gesendet. Die Uhr benötigt auch kein Smartphone, sondern ist autark funktionsfähig. Im Gegensatz zu üblichen Smartwatches müssen Sie die Uhr

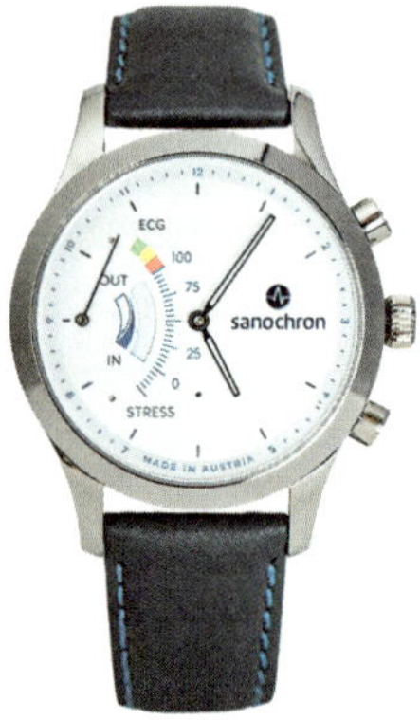

Die einzige Gesundheitsuhr mit analoger Anzeige von EKG und Stresslevel sowie vagusstärkenden Atemübungen. Keine Funkemissionen stören Ihre Nachtruhe, keine Daten werden abgesaugt.

nicht alle paar Stunden oder Tage aufladen, weil kein Funk mit geringem Stromverbrauch verbunden ist. Ihre Batterie hält deshalb über ein Jahr, ohne gewechselt werden zu müssen. Bezugsquelle: *shop.humanresearch.at*

Die Weisheit des Körpers – Wisdom of the Body (WisB)

Wäre es nicht vorteilhaft, bei Bedarf wichtige Gesundheitsindikatoren wie Blutdruck, Pulswellengeschwindigkeit und selbstverständlich auch die Vagusaktivität unkompliziert und schnell sowie auch genau messen zu können? Tatsächlich haben wir auch dafür ein kleines Gerät entwickelt, das leistungsfähiger als unsere ursprünglichen schuhschachtelgroßen weltraummedizinischen Geräte ist, und zusätzlich die Genauigkeit und Vielfalt dieser Technologien auf kleinstem Raum vereinigt.

Wir mussten einen kleinen Kompromiss machen, um die Daten aus dem Gerät herauszubringen: Bluetooth Low Energy ist in diesem Gerät verbaut und sendet die Daten an Ihr Smartphone, jedoch nicht ins Internet. Da die Bluetooth-Funktion nur während der Messung eingeschaltet ist und zusätzlich noch Bluetooth Low Energy mit besonders geringer Sendeleistung verwendet wird, waren wir der Meinung, diesen Kompromiss eingehen zu können. Das Gerät wird auch nicht, wie eine Gesundheitsuhr, am Körper getragen. Die Übertragung erfolgt nicht über WLAN oder andere funkintensive Technologien. Dafür erhalten Sie Einblicke in Ihre Gesundheit, die kaum ein anderes Gerät geben kann.

Das WisB misst nicht nur die Herzrate und systolischen und diastolischen Blutdruck ohne Manschette, es zeigt Ihnen auch die Pulswellengeschwindigkeit, die ein Ausdruck der Elastizität Ihres Arteriensystems ist. Medizinische Messgeräte zur Messung der Pulswellengeschwindigkeit beginnen ab mehreren Tausend Euro, weshalb die meisten Ärzte keine Pulswellengeschwindigkeit messen, obwohl dieser Gesundheitsindikator wahrscheinlich wichtiger ist als der Blutdruck, da er unmittelbar von der Elastizität Ihrer Gefäße bestimmt wird. Beim Blutdruck spielen eine Reihe von weiteren Faktoren eine Rolle, sodass man nicht unmittelbar sagen kann, was schuld am hohen Blutdruck ist.

Das WisB (Wisdom of the Body) ist nicht viel größer als eine Streichholzschachtel und kann all diese Parameter aus Ihrem Fingerpuls und Ihrem EKG in wenigen Sekunden bestimmen und am Smartphone abspeichern, sodass Sie positive Entwicklungen, zum Beispiel durch gesunde Ernährung oder durch Änderung des Lebensstils, über Wochen und Monate verfolgen können. Die Idee dabei ist, Gesundheitswirkungen unmittelbar sichtbar zu machen und damit die Motivation zu steigern, Gesundheitsinterventionen langfristig beizubehalten oder schlechten Lebensstil zu verändern.
Bezugsquelle: *shop.humanresearch.at*

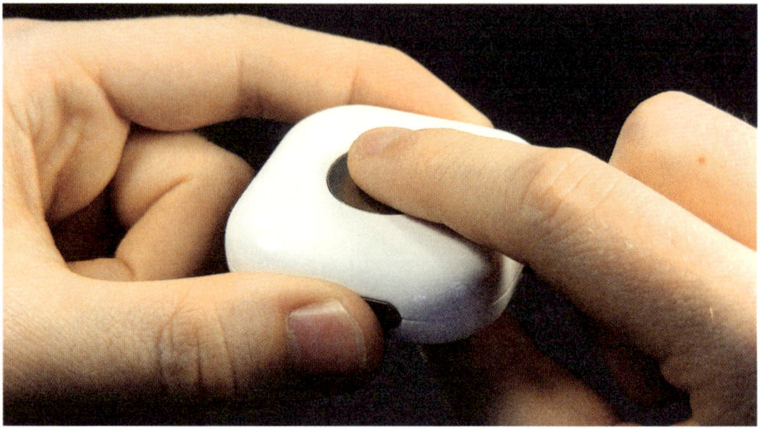

WisB – »Wisdom of the Body« ist ein miniaturisiertes Gesundheitszentrum, hier in Messposition. EKG, Herzrate, Blutdruck, Pulswellengeschwindigkeit und Vagusaktivität werden am Smartphone angezeigt und gespeichert.

Empfehlenswerte Bücher

Borscheid, P.: *Das Tempo-Virus. Eine Kulturgeschichte der Beschleunigung*. Campus Verlag 2004

Bösel, S. und Bösel, R.: *Leih mir dein Ohr und ich schenk dir mein Herz: Wege zu einer glücklichen Liebesbeziehung*. Goldmann Verlag 2012

Chutkan, R.: *Das Mikrobiom, Heilung für den Darm*. Unimedica 2017

Ende, M.: *Momo*. Thienemann Verlag 1973

Frankl, V.: *Der Mensch auf der Suche nach Sinn*. Klett 1972

Fischer-Rizzi, S.: *Himmlische Düfte. Das große Buch der Aromatherapie*. AT Verlag 2014

Griffiths, J.: *Zeit der Venus*. Rütten & Loening 1999

Grünewald, P., Moser, M., Gutberlet, W.: *Wachsen am Widerstand – Adaptive Resilienz. Leistungsfähig und gesund auch unter Belastung*. W-E-G 2015. Goulson, D.: *Wildlife Gardening: Die Kunst, im eigenen Garten die Welt zu retten*. Hanser 2019

Hildebrandt, G., Moser, M., Lehofer, M.: *Chronobiologie und Chronomedizin*. Human Research 2013

Kimmerer, R. W.: Gathering Moss: *A Natural and Cultural History of Mosses*. Oregon State University Press 2003

Kükelhaus, H.: *Organismus und Technik*. Walter 1971

Louv, R.: *Das letzte Kind im Wald: Geben wir unseren Kindern die Natur zurück!* Herder 2013

Machatschek, M.: *Nahrhafte Landschaft 1–4*. Böhlau 2013–2017

Moser, M.: *Die Kraft der Zirbe*. Servus 2019

Moser, M., Thoma, E.: *Die sanfte Medizin der Bäume*. Servus 2014

Moser, M.: *Das Geheimnis der Zirbe. Gesund im Schlaf*. Servus 2015

Moser, M.: *Waldeskind – die Bedeutung von Wald und Natur für die Entwicklung unserer Kinder.* Servus 2020
Moser, M.: *Vom richtigen Umgang mit der Zeit.* Allegria 2017
Müller, R.: *Die geheime Sprache der Vögel. Den Vögeln lauschen, sich berühren lassen.* AT Verlag 2010
Ornish, D.: *Die revolutionäre Therapie: Heilen mit Liebe: Schwere Krankheiten ohne Medikamente überwinden.* Mosaik 1999
Peters, M.: *Gesundmacher Herz: Wie es uns steuert, verbindet und heilt. Der geniale Impulsgeber für Körper und Seele (Mit einem Beitrag von M. Moser).* VAK 2016
Ransmayr, H.: *Wild Swimming Alpen: Entdecke die schönsten Bergseen, Bäche und Wasserfälle in Österreich, Deutschland, der Schweiz, Italien und Slowenien* (Wild Swimming/Cool Camping). Haffmans & Tolkemitt 2019
Rispens, J. A.: *Bäume sprechen lassen.* Schneider Editionen 2019
Rosenberg, M.: *Gewaltfreie Kommunikation: Eine Sprache des Lebens.* Junfermann Verlag 2016
Schafer, M. R.: *Soundscape.* Inner Traditions. Bear & Company 1999
Schuh, A., Immich, G.: *Waldtherapie – das Potential des Waldes für Ihre Gesundheit.* Springer 2019
Some, M.: *Die Weisheit Afrikas – Ritual, Natur und der Sinn des Lebens.* Diederichs 2001
Streffer, W.: *Magie der Vogelstimmen: Die Sprache der Natur verstehen lernen.* Freies Geistesleben 2005
Tolle, E.: *Jetzt! Die Kraft der Gegenwart.* Kamphausen 2010
Yalom, I. D.: *In die Sonne schauen. Wie man die Angst vor dem Tod überwindet.* btb Verlag 2010
Young, J.: *Handbuch für Mentoren. Mit dem Coyote-Guide zu einer tieferen Verbindung zur Natur: Grundlagen der Wildnispädagogik.* Biber-Verlag 2014
Young, J.: *What the Robin Knows: How Birds Reveal the Secrets of the Natural World.* Houghton Mifflin Harcourt 2012

Danksagung

Wie immer haben viele Menschen zu diesem Buch beigetragen, einigen darf ich namentlich danken: Die unermüdliche und verantwortungsvolle Forschungsarbeit der Mitarbeiter des Human Research Instituts (ich darf hier Christa-Schuster-Schloffer, Dietmar Messerschmidt, Lutz Müller und Peter Winkels namentlich nennen, meine beiden Söhne Stephan-Gabriel und Raphael-Lukas und die früheren Mitarbeiter Matthias Frühwirth und Christian Michael).

Gespräche und Projekte mit befreundeten Wissenschaftlern und Künstlern wie Roland Adlmann, Ibrahim Abouleish († 2017, Sekem, Ägypten), David Auerbach, Mario Babilon (DHBW Stuttgart), Dietrich von Bonin (Kunsttherapie Bern), Peter Gloor (Center for Collective Intelligence, MIT, USA), Peter Grünewald (London Integrated Health, UK), Wilfried Hiller (Pegasus, München), Erik Hornung († 2022, Basel), Christian Larsen (Spiraldynamik Zürich), Georg Lexer (Peintnerhof, Lesachtal), Mario Mayrhoffer (Paracelsus-Therapeutikum Klagenfurt), Dietrich Moldan (Umweltanalytik, Iphofen, D), Willi Mosgöller (Scigena, Wien), Karol Piotrowski (OsteoMedic, Krakow, PL), Andreas Rebmann (SAGST Darmstadt), Denis Ruff (Basel) Martin-Günther Sterner (Berlin), Klaus Scheidsteger (Globalart, Berlin) und Rene Zweedijk (Panta Rhei Opleidingen, NL) haben alle zum Ganzen des Buches beigetragen.

Herzlich danken möchte ich auch dem Team des ecoWing Verlags, Gerlinde Tiefenbrunner und Elisabeth Skardarasy, die mich mit Literatur unterstützt bzw. das Buch lektoriert haben, Florian Pötzelsberger und seinem Team, das bei organisatorischen Dingen immer wieder hilft, Manuel Quirin, der die Idee des Buches sofort positiv aufgenommen hat und sehr entgegenkommend bei internationalen Lizenzen ist, sowie den unbekannten Setzern, Grafikern, Druckern, die alle zum schönen Gesamtbild des Buches beitragen, und allen, die beteiligt waren, dass das Buch zustande gekommen ist. Prof. Dr. Neuhuber danke ich herzlich für die Auskunft zum vagalen Homunkulus, zur Polyvagal-Theorie und für die Literatur zu diesen Themen.

Freunden wie Günther Burndorfer, Reinhold Mertlitz, Lena Gattringer, Karin Scharf-Trichtinger, Sabrina Schiffer, Christine Schneider, Ilona Semler, Andrea Unterguggenberger und Patrizia Walther, die in zahlreichen Gesprächen zu meinem tieferen Verständnis von den Grenzen unserer heutigen Gesellschaft beigetragen und mich oft ermutigt haben, nicht aufzugeben, wenn die Lage aussichtslos schien, weil zum Beispiel keine Gelder für Forschung mehr verfügbar schienen, möchte ich in diesem Zusammenhang ganz besonders danken!

Ganz herzlichen Dank auch für die großzügige finanzielle Unterstützung unserer Forschungsarbeiten an Freunde wie Birgit Anna-Maria Dolina, Ursula Fallet, Anna Krauter-Pollei, Astrid Vollherbst und Claudia Wamser, Jörg Kunze (gea – Methoden und Techniken für gesunde Umwelt GmbH, D), Lothar Moll (Pro Klima und Gesundheit und Naturschutz Südlicher Odenwald e.V.), Werner Morokutti sowie an die Software AG Stiftung. Ohne Sie / euch wäre diese Arbeit nicht möglich gewesen.

Den Kosmonauten Franz Viehböck und Alexander Volkov danke ich für die großzügige Erlaubnis, ihr Bild abzudrucken und für die so freundliche und interessante Zusammenarbeit.

Herrn Prof. Theo Abt und Frau Sabine Mayer-Patzel von *»Living Human Heritage Publications«* und Frau Prof. Alexandra von Lieven (Universität Münster) danke ich ganz herzlich für die Zurverfügungstellung und Abdruckerlaubnis der Bilder vom Amduat. Frau Prof. Maiken Nedergaard (University of Rochester) für die Abbildung des glymphatischen Systems.

Schließlich darf ich noch der Medizinischen Universität Graz danken, insbesondere dem Lehrstuhl für Physiologie, unter anderem Anita Ertl, Eugen Gallasch, Nandu Goswami, Daniel Schneditz und allen anderen, die mich hier unterstützt haben, sodass es möglich war, verschiedene und interdisziplinäre Projekte an einem Forschungsstandort durchzuführen.

Wenn Sie, liebe Leserin, lieber Leser, unsere Forschungen auch finanziell unterstützen wollen, können Sie sich über die Webseite unseres Instituts oder unsere E-Mail-Adresse gerne erkundigen.

www.humanresearch.at oder *office@humanresearch.at*

Anmerkungen

1 von Thadden Elisabeth »Warum so nervös?«, *ZEIT Online Ausgabe*, 34/2024, 2024, S.
2 Winsløw Jacques-Benigne: *Exposition anatomique de la structure du corps humain (Laurent-Charles D'Houry Fils. 1732)*
3 *Beickert P., and Y. Terayama: »[Reactions of the organ of Corti to sympathicus intervention (on the mode of action of ephedrine)]«*, Arch Ohren Nasen Kehlkopfheilkd, 1965, 185, (2), S. 725–731
4 Wu F., Y. Zhao, and H. Zhang: »Ocular Autonomic Nervous System: An Update from Anatomy to Physiological Functions«, Vision (Basel), 2022, 6, (1)
5 Johansson O.: »Electrohypersensitivity: a functional impairment due to an inaccessible environment«, Rev Environ Health, 2015, 30, (4), S. 311–321
6 Belpomme Dominique, and Philippe Irigaray: »Why electrohypersensitivity and related symptoms are caused by non-ionizing man-made electromagnetic fields: An overview and medical assessment«, Environmental Research, 2022, 212, S. 113374
7 Gulati Sachin, Wilhelm Mosgoeller, Dietrich Moldan, et al.: »Evaluation of oxidative stress and genetic instability among residents near mobile phone base stations in Germany«, Ecotoxicology and Environmental Safety, 2024, 279, S. 116486
8 Krassioukov A., and S. Elliott: »Neural Control and Physiology of Sexual Function: Effect of Spinal Cord Injury«, Top Spinal Cord Inj Rehabil, 2017, 23, (1), S. 1–10
9 Yun A. J., K. A. Bazar, and P. Y. Lee: »Autonomic dysfunction may be an under-recognized cause of female fertility disorders«, Med Hypotheses, 2004, 63, (1), S. 172–177
10 Weaver Libby: *Wunderbar weiblich* (Trias. 2017)
11 Porges S. W.: »Orienting in a defensive world: mammalian modifications of our evolutionary heritage. A Polyvagal Theory«, Psychophysiology, 1995, 32, (4), S. 301–318
12 Porges S. W.: »The polyvagal perspective«, Biol Psychol, 2007, 74, (2), S. 116–143
13 Porges Steven W.: *The Polyvagal Theory – Neurophysiological Foundations of Emotions Attachment Communication Self-Regulation (W.W.Norton & Company. 2011)*
14 *Grossman P.: »Fundamental challenges and likely refutations of the five basic premises of the polyvagal theory«*, Biol Psychol, 2023, 180, S. 108589

15 Taylor E. W., T. Wang, and C. A. C. Leite: »An overview of the phylogeny of cardiorespiratory control in vertebrates with some reflections on the ›Polyvagal Theory‹«, Biol Psychol, 2022, 172, S. 108382
16 Neuhuber W. L., and H. R. Berthoud: »Functional anatomy of the vagus system – Emphasis on the somato-visceral interface«, Auton Neurosci, 2021, 236, S. 102887
17 Borscheid Peter: *Das Tempo-Virus: Eine Kulturgeschichte der Beschleunigung* (Campus. 2004)
18 Ende Michael: *Momo* (Thienemann. 1973)
19 Nadolny Sten: *Die Entdeckung der Langsamkeit* (Piper. 1983)
20 Hohensee Thomas *Lob der Faulheit: Warum Disziplin und Arbeitseifer uns nur schaden* (Gütersloher Verlagshaus 2012)
21 Ramar K., R. K. Malhotra, K. A. Carden, et al.: »Sleep is essential to health: an American Academy of Sleep Medicine position statement«, J Clin Sleep Med, 2021, 17, (10), S. 2115–2119
22 Hakim F., Y. Wang, S. X. Zhang, et al.: »Fragmented sleep accelerates tumor growth and progression through recruitment of tumor-associated macrophages and TLR4 signaling«, Cancer Res, 2014, 74, (5), S. 1329–1337
23 Huang B. H., M. J. Duncan, P. A. Cistulli, et al.: »Sleep and physical activity in relation to all-cause, cardiovascular disease and cancer mortality risk«, Br J Sports Med, 2022, 56, (13), S. 718–724
24 Diekelmann S. and J. Born: »The memory function of sleep«, Nat Rev Neurosci, 2010, 11, (2), S. 114–126
25 Fullagar H. H., S. Skorski, R. Duffield, et al.: »Sleep and athletic performance: the effects of sleep loss on exercise performance, and physiological and cognitive responses to exercise«, Sports Med, 2015, 45, (2), S. 161–186
26 Hudson A. N., H. P. A. Van Dongen and K. A. Honn: »Sleep deprivation, vigilant attention, and brain function: a review«, Neuropsychopharmacology, 2020, 45, (1), S. 21–30
27 Booth S. A., M. A. Carskadon, R. Young, et al.: »Sleep duration and mood in adolescents: an experimental study«, Sleep, 2021, 44, (5)
28 Prather A. A., E. Puterman, J. Lin, et al.: »Shorter leukocyte telomere length in midlife women with poor sleep quality«, J Aging Res, 2011, 2011, S. 721390
29 Irwin M. R., C. Carrillo and R. Olmstead: »Sleep loss activates cellular markers of inflammation: sex differences«, Brain Behav Immun, 2010, 24, (1), S. 54–57
30 Fondell E., J. Axelsson, K. Franck, et al.: »Short natural sleep is associated with higher T cell and lower NK cell activities«, Brain Behav Immun, 2011, 25, (7), S. 1367–1375
31 Moser M. and D. F. Kripke: »Insomnia: More trials needed to assess sleeping pills«, Nature, 2013, 493, (7432), S. 305
32 Kripke D. F., R. D. Langer and L. E. Kline: »Hypnotics' association with mortality or cancer: a matched cohort study«, BMJ Open, 2012, 2, (1), S. e000850

33 Moser M., M. Fruehwirth and T. Kenner: »The Symphony of Life – Importance, Interaction and Visualization of Biological Rhythms«, IEEE Eng Med Biol Mag, 2008, 27, (Jan-Feb), S. 29–37
34 Xie L., H. Kang, Q. Xu, et al.: »Sleep drives metabolite clearance from the adult brain«, Science, 2013, 342, (6156), S. 373–377
35 Lee H., L. Xie, M. Yu, et al.: »The Effect of Body Posture on Brain Glymphatic Transport«, J Neurosci, 2015, 35, (31), S. 11034–11044
36 Miyakoshi L. M., F. F. Staeger, Q. Li, et al.: »The state of brain activity modulates cerebrospinal fluid transport«, Prog Neurobiol, 2023, 229, S. 102512
37 Bonaz Bruno, Thomas Bazin and Sonia Pellissier: »The Vagus Nerve at the Interface of the Microbiota-Gut-Brain Axis«, Frontiers in neuroscience, 2018, 12, S. 49
38 Ungurean G., M. Behroozi, L. Boger, et al.: »Wide-spread brain activation and reduced CSF flow during avian REM sleep«, Nat Commun, 2023, 14, (1), S. 3259
39 Moser M., M. Lehofer, A. Sedminek, et al.: »Heart rate variability as a prognostic tool in cardiology. A contribution to the problem from a theoretical point of view«, Circulation, 1994, 90, (2), S. 1078–1082
40 Moser M., M. Fruhwirth and T. Kenner: »The symphony of life«, IEEE Engineering in Medicine and Biology Magazine, 2008, 27, (1), S. 29
41 Akselrod S., D. Gordon, F. A. Ubel, et al.: »Power spectrum analysis of heart rate fluctuation: a quantitative probe of beat-to-beat cardiovascular control«, Science, 1981, 213, (4504), S. 220–222
42 Selye H.: »A syndrome produced by diverse nocuous agents. 1936«, J Neuropsychiatry Clin Neurosci, 1998, 10, (2), S. 230–231
43 Blood J. D., J. Wu, T. M. Chaplin, et al.: »The variable heart: High frequency and very low frequency correlates of depressive symptoms in children and adolescents«, J Affect Disord, 2015, 186, S. 119–126
44 Kleitman N.: »The basic rest-activity cycle and physiological correlates of dreaming«, Exp Neurol, 1967, S. Suppl 4:2–4
45 Ulrich Stierle and Colmar (Hg.) Niederstadt: *Klinikleitfaden Kardiologie* (Urban und Fischer, 2003)
46 de Brito J. N., Z. C. Pope, N. R. Mitchell, et al.: »The effect of green walking on heart rate variability: A pilot crossover study«, Environ Res, 2020, 185, S. 109408
47 Young H. A. and D. Benton: »Heart-rate variability: a biomarker to study the influence of nutrition on physiological and psychological health?«, Behav Pharmacol, 2018, 29, (2 and 3-Spec Issue), S. 140–151
48 Simões M. R., S. C. Preti, B. F. Azevedo, et al.: »Low-level Chronic Lead Exposure Impairs Neural Control of Blood Pressure and Heart Rate in Rats«, Cardiovasc Toxicol, 2017, 17, (2), S. 190–199
49 Amoabeng Nti A. A., T. G. Robins, J. A. Mensah, et al.: »Personal exposure to particulate matter and heart rate variability among informal electronic waste workers at Agbogbloshie: a longitudinal study«, BMC Public Health, 2021, 21, (1), S. 2161

50 Cowell W. J., K. J. Brunst, A. J. Malin, et al.: »Prenatal Exposure to PM2.5 and Cardiac Vagal Tone during Infancy: Findings from a Multiethnic Birth Cohort«, Environ Health Perspect, 2019, 127, (10), S. 107007
51 Geselowitz D. B.: »Magnetocardiography: an overview«, IEEE Trans Biomed Eng, 1979, 26, (9), S. 497–504
52 Ruiz-Blais Sebastian, Michele Orini and Elaine Chew: »Heart Rate Variability Synchronizes When Non-experts Vocalize Together«, Frontiers in Physiology, 2020, 11
53 Van Leeuwen P., D. Geue, S. Lange, et al.: »Is there evidence of fetal-maternal heart rate synchronization?«, BMC Physiol, 2003, 3, S. 2
54 Task Force of the ESC and NASPE: »Heart Rate Variability. Standards of Measurement, Physiological Interpretation and Clinical Use (Task Force of the European Society of Cardiology and the North American Society of Pacing and Electrophysiology)«, Circulation, 1996, 93, S. 1043–1065
55 Lehofer M., M. Moser, R. Hoehn-Saric, et al.: »Major depression and cardiac autonomic control«, Biol Psychiatry, 1997, 42, (10), S. 914–919
56 Lehofer M., M. Moser, R. Hoehn-Saric, et al.: »Diminished pulse-respiration-coupling in depressed patients«, Biological Psychiatry, 1996, 39, S. 526
57 Moser M., M. Lehofer, R. Hoehn-Saric, et al.: »Increased heart rate in depressed subjects in spite of unchanged autonomic balance?«, J Affect Disord, 1998, 48, (2–3), S. 115–124
58 Moser M., M. Lehofer, G. Hildebrandt, et al.: »Phase- and Frequency Coordination of Cardiac and Respiratory Function«, Biological Rhythm Research, 1995, 26, (1), S. 100–111
59 Liebmann Peter M., Michael Lehofer, M. Schoenauer-Cejpek, et al.: »Pain sensitivity in former opioid addicts«, Lancet, 1994, 344, S. 1031–1032
60 Liebmann Peter M., Michael Lehofer, Maximilian Moser, et al.: »Nervousness and pain sensitivity: II. Changed relation in ex-addicts as a predictor for early relapse«, Psychiatry Research, 1998, 79, S. 55–58
61 Lehofer Michael, Peter M. Liebmann, Maximilian Moser, et al.: »Nervousness and pain sensitivity: I. A positive correlation«, Psychiatry Research, 1998, 79, S. 51–53
62 Nietzsche, Friedrich: *Die fröhliche Wissenschaft* (Insel Verlag, 1882)
63 Homer: *Odyssee (Gutenberg-DE)*
64 Cysarz, D., D. von Bonin, H. Lackner, et al.: »Oscillations of heart rate and respiration synchronize during poetry recitation«, Am J Physiol Heart Circ Physiol, 2004, 287, (2), S. H579–587
65 Bjerklie, David: *Health: Does Poetry Make The Heart Grow Stronger?, in Editor (Ed.)^(Eds.): Book Health: Does Poetry Make The Heart Grow Stronger? (2004, edn.)*
66 Krüerke, D., A. P. Simões-Wüst, C. Kaufmann, et al.: »Can Speech-Guided Breathing Influence Cardiovascular Regulation and Mood Perception in Hypertensive Patients?«, J Altern Complement Med, 2018, 24, (3), S. 254–261
67 AUVA: *BAUfit Endbericht* (2001)
68 www.youtube.com/watch?v=reb9jfwe2Js.

69 Moser, Maximilian: *Vom richtigen Umgang mit der Zeit* (Ullstein-Allegria, 2017)
70 Moser, M., M. Fruehwirth, R. Penter, et al.: »Why life oscillates – from a topographical towards a functional chronobiology«, Cancer Causes Control, 2006, 17, (4), S. 591–599
71 Hornung, Erik: *Das Amduat. Die Schrift des verborgenen Raumes. (3 Bände)* (Harrassowitz, 1963–1967)
72 Della Monica, Madeleine: *Thoutmosis III. Le plus grand des pharaons. Son époque, sa vie, sa tombe.* (Léopard d'Or, 1991)
73 Aserinksy, E., and Nathanael Kleitman: »Regularly occurring periods of eye motility, and concomitant phenomena, during sleep.«, Science, 1953, 118, (3062), S. 273–274
74 Gamp, A.: »Das Focusproblem«, in Schoen, R., Böni, A., and Miehlke, K. (Eds.): *Klinik der rheumatischen Erkrankungen* (Springer, 1970)
75 Nathan, C.: »Points of control in inflammation«, Nature, 2002, 420, (6917), S. 846–852
76 Tavassolifar, M. J., M. Vodjgani, Z. Salehi, et al.: »The Influence of Reactive Oxygen Species in the Immune System and Pathogenesis of Multiple Sclerosis«, Autoimmune Dis, 2020, 2020, S. 5793817
77 Bourzac, K.: »The battle to tame autoimmunity«, Nature, 2018, 555, (7695), S. 8–9
78 Tracey, K. J.: »The inflammatory reflex«, Nature, 2002, 420, (6917), S. 853–859
79 Olofsson, P. S., M. Rosas-Ballina, Y. A. Levine, et al.: »Rethinking inflammation: neural circuits in the regulation of immunity«, Immunol Rev, 2012, 248, (1), S. 188–204
80 Rosas-Ballina, M., and K. J. Tracey: »Cholinergic control of inflammation«, J Intern Med, 2009, 265, (6), S. 663–679
81 Ran, C., J. C. Boettcher, J. A. Kaye, et al.: »A brainstem map for visceral sensations«, Nature, 2022, 609, (7926), S. 320–326
82 Jänig, Wilfrid: *The integrative action of the autonomic nervous system (Cambridge University Press, 2022)*
83 *Evrard, H. C.: »The Organization of the Primate Insular Cortex«*, Front Neuroanat, 2019, 13, S. 43
84 Sangaleti, C. T., K. Y. Katayama, K. De Angelis, et al.: »The Cholinergic Drug Galantamine Alleviates Oxidative Stress Alongside Anti-inflammatory and Cardio-Metabolic Effects in Subjects With the Metabolic Syndrome in a Randomized Trial«, Front Immunol, 2021, 12, S. 613979
85 Skocajic, Julia: *Autonomes Nervensystem und COVID-19*, Medizinische Universität Graz, 2023
86 Grote, V., Z. Levnajic, H. Puff, et al.: »Dynamics of Vagal Activity Due to Surgery and Subsequent Rehabilitation«, Front Neurosci, 2019, 13, S. 1116
87 Ur, A., and K. Verma: »Cytokine Storm in COVID-19: A Neural Hypothesis«, ACS Chem Neurosci, 2020, 11, (13), S. 1868–1870
88 Zi, S., J. Li, L. Liu, et al.: »Cholinergic anti-inflammatory pathway and its role in treatment of sepsis«, Zhong Nan Da Xue Xue Bao Yi Xue Ban, 2020, 45, (1), S. 68–73

89 Azabou, E., G. Bao, F. Costantino, et al.: »Randomized Cross Over Study Assessing the Efficacy of Non-invasive Stimulation of the Vagus Nerve in Patients With Axial Spondyloarthritis Resistant to Biotherapies: The ESNV-SPA Study Protocol«, Front Hum Neurosci, 2021, 15, S. 679775
90 Breit, S., A. Kupferberg, G. Rogler, et al.: »Vagus Nerve as Modulator of the Brain-Gut Axis in Psychiatric and Inflammatory Disorders«, Front Psychiatry, 2018, 9, S. 44
91 Hu, M. X., Bwjh Penninx, E. J. C. de Geus, et al.: »Associations of immunometabolic risk factors with symptoms of depression and anxiety: The role of cardiac vagal activity«, Brain Behav Immun, 2018, 73, S. 493–503
92 Peirce, J. M., and K. Alvina: »The role of inflammation and the gut microbiome in depression and anxiety«, J Neurosci Res, 2019, 97, (10), S. 1223–1241
93 Bochkov, V. N., A. Kadl, J. Huber, et al.: »Protective role of phospholipid oxidation products in endotoxin-induced tissue damage«, Nature, 2002, 419, (6902), S. 77–81
94 Coussens, L. M., and Z. Werb: »Inflammation and cancer«, Nature, 2002, 420, (6917), S. 860–867
95 Libby, P.: »Inflammation in atherosclerosis«, Nature, 2002, 420, (6917), S. 868–874
96 Uusküla, A., H. Pisarev, A. Tisler, et al.: »Risk of SARS-CoV-2 infection and hospitalization in individuals with natural, vaccine-induced and hybrid immunity: a retrospective population-based cohort study from Estonia«, Sci Rep, 2023, 13, (1), S. 20347
97 Milton-Laskibar, I., J. Trepiana, M. T. Macarulla, et al.: »Potential usefulness of Mediterranean diet polyphenols against COVID-19-induced inflammation: a review of the current knowledge«, J Physiol Biochem, 2023, 79, (2), S. 371–382
98 Shin-Ya, M., M. Nakashio, E. Ohgitani, et al.: »Effects of tea, catechins and catechin derivatives on Omicron subvariants of SARS-CoV-2«, Sci Rep, 2023, 13, (1), S. 16577
99 Islam, M. A., M. A. Haque, M. A. Rahman, et al.: »A Review on Measures to Rejuvenate Immune System: Natural Mode of Protection Against Coronavirus Infection«, Front Immunol, 2022, 13, S. 837290
100 Cheong, D. H. J., D. W. S. Tan, F. W. S. Wong, et al.: »Anti-malarial drug, artemisinin and its derivatives for the treatment of respiratory diseases«, Pharmacol Res, 2020, 158, S. 104901
101 Jiang, Y., T. Zhao, X. Zhou, et al.: »Inflammatory pathways in COVID-19: Mechanism and therapeutic interventions«, MedComm (2020), 2022, 3, (3), S. e154
102 Ma, W., L. H. Nguyen, Y. Yue, et al.: »Associations between predicted vitamin D status, vitamin D intake, and risk of severe acute respiratory syndrome coronavirus 2 (SARS-CoV-2) infection and coronavirus disease 2019 (COVID-19) severity«, Am J Clin Nutr, 2022, 115, (4), S. 1123–1133
103 Wang, S., Y. Li, Y. Yue, et al.: »Adherence to Healthy Lifestyle Prior to Infection and Risk of Post-COVID-19 Condition«, JAMA Intern Med, 2023, 183, (3), S. 232–241

104 Kaniusas E., M. Fudim, C. J. Czura, et al.: »Editorial: Neuromodulation in COVID-19: From basic research to clinical applications«, Front Physiol, 2023, 14, S. 1148819
105 Seitz T., J. C. Szeles, R. Kitzberger, et al.: »Percutaneous Auricular Vagus Nerve Stimulation Reduces Inflammation in Critical Covid-19 Patients«, Front Physiol, 2022, 13, S. 897257
106 Wang H., M. Yu, M. Ochani, et al.: »Nicotinic acetylcholine receptor alpha7 subunit is an essential regulator of inflammation«, Nature, 2003, 421, (6921), S. 384–388
107 Ahmad F.: »Medicinal nicotine in COVID-19 acute respiratory distress syndrome, the new corticosteroid«, World J Crit Care Med, 2022, 11, (4), S. 228–235
108 Gutenbrunner Christian, and Gunther Hildebrandt: *Handbuch der Balneologie und medizinischen Klimatologie* (Springer. 2011)
109 Grote V., C. Kelz, N. Goswami, et al.: »Cardio-autonomic control and wellbeing due to oscillating color light exposure«, Physiol Behav, 2013, 114–115, S. 55–64
110 Inga Scheidt: *Das magische Aufräumbuch: Loslassen, Ordnung schaffen, durchatmen.* (Naumann & Göbel Verlagsgesellschaft mbH. 2018)
111 Hideko Yamashita: *Dan-Sha-Ri: Das Leben entrümpeln, die Seele befreien: Mit der japanischen Erfolgsmethode Überflüssiges loswerden, Ordnung schaffen, frei sein* (Integral 2017)
112 Song C., H. Ikei, M. Igarashi, et al.: »Physiological and psychological responses of young males during spring-time walks in urban parks«, J Physiol Anthropol, 2014, 33, S. 8
113 Shin W. S., C. S. Shin, and P. S. Yeoun: »The influence of forest therapy camp on depression in alcoholics«, Environ Health Prev Med, 2012, 17, (1), S. 73–76
114 Nieuwenhuijsen M., and H. Khreis: »Green space is important for health«, *Lancet, 2017, 389, (10070), S. 700*
115 Moser Maximilian: »Wasserfallelektrizität – Wirkung von Luftionen auf die Gesundheit«, in Voigt, B. (Ed.): ›Wasser, Schatz der Zukunft‹ (Oekom Verlag, 2004), S. 98–107
116 Frohmann Erwin, Vincent Grote, Alexander Avian, et al.: »Psychophysiological effects of landscape's atmospheric qualities«, *Schweizerische Zeitschrift für Forstwesen*, 2010, 161, (3), S. 97–103
117 Grote Vincent, Matthias Frühwirth, Helmut K. Lackner, et al.: »Cardiorespiratory Interaction and Autonomic Sleep Quality Improve during Sleep in Beds Made from Pinus cembra (Stone Pine) Solid Wood«, Int. J. Environ. Res. Public Health, 2021, 18, (9749), S. 1–16
118 d›Alessio Patrizia A., Jean-François Bisson, and Marie C. Béné: »Anti-Stress Effects of d-Limonene and Its Metabolite Perillyl Alcohol«, Rejuvenation Research, 2014, 17, (2), S. 145–149
119 Lis A., A. Kalinowska, A. Krajewska, et al.: »Chemical Composition of the Essential Oils from Different Morphological Parts of Pinus cembra L.«, Chem Biodivers, 2017, 14, (4)

120 Köhldorfer Peter, Alexander Avian, Vincent Grote, et al.: *Schule ohne Stress – Klassenräume mit Massivholz-Ausstattung – ein Beitrag zur Verhältnisprävention*, in Editor (Ed.)^(Eds.): Schule ohne Stress – Klassenräume mit Massivholz-Ausstattung – ein Beitrag zur Verhältnisprävention‹ (2009, edn.)
121 Jiménez P., A. Dunkl, K. Eibel, et al.: »Evaluating psychological aspects of wood and laminate products in indoor settings with pictures«, Forest Products Journal, 2015, 65, (5–6), S. 263–271
122 Jiménez Paul, Anita Dunkl, Kerstin Eibel, et al.: »Wood or Laminate?—Psychological Research of Customer Expectations«, Forests, 2016, 7, (275), S. 1–11
123 Ikei H., C. Song, and Y. Miyazaki: »Physiological Effects of Touching Wood«, Int J Environ Res Public Health, 2017, 14, (7), S. 14
124 Kobayashi H., C. Song, H. Ikei, et al.: »Forest Walking Affects Autonomic Nervous Activity: A Population-Based Study«, Front Public Health, 2018, 6, S. 278
125 Song C., H. Ikei, and Y. Miyazaki: »Physiological Effects of Nature Therapy: A Review of the Research in Japan«, Int J Environ Res Public Health, 2016, 13, (8)
126 Ikei Harumi, Chorong Song, and Yoshifumi Miyazaki: »Physiological effects of wood on humans: a review«, J Wood Sci, 2017, 63, S. 1–23
127 Moser Maximilian: *Die Kraft der Zirbe* (Servus Verlag. 2019)
128 Moser Maximilian, and Erwin Thoma: *Die sanfte Medizin der Bäume* (Servus Verlag. 2015)
129 Moser Maximilian: *Das Geheimnis der Zirbe: Gesund im Schlaf* (Servus. 2015)
130 Moser Maximilian: *Waldeskind* (Servus. 2022)
131 Barnard Christian: *50 Wege zu einem gesunden Herzen* (NP-Buchverlag. 1999)
132 Devries S.: »A global deficiency of nutrition education in physician training: the low hanging fruit in medicine remains on the vine«, Lancet Planet Health, 2019, 3, (9), S. e371-e372
133 Kannel W. B., C. Kannel, R. S. Paffenbarger, Jr., et al.: »Heart rate and cardiovascular mortality: the Framingham Study«, Am Heart J, 1987, 113, (6), S. 1489–1494
134 Jouven X., S. Escolano, D. Celermajer, et al.: »Heart rate and risk of cancer death in healthy men«, PLoS One, 2011, 6, (8), S. e21310
135 Jouven X., J. P. Empana, S. Escolano, et al.: »Relation of heart rate at rest and long-term (>20 years) death rate in initially healthy middle-aged men«, Am J Cardiol, 2009, 103, (2), S. 279–283
136 Shen Xiaotao, Chuchu Wang, Xin Zhou, et al.: »Nonlinear dynamics of multi-omics profiles during human aging«, Nature Aging, 2024
137 Redwine L. S., B. L. Henry, M. A. Pung, et al.: »Pilot Randomized Study of a Gratitude Journaling Intervention on Heart Rate Variability and Inflammatory Biomarkers in Patients With Stage B Heart Failure«, Psychosom Med, 2016, 78, (6), S. 667–676
138 Emmons R. A., and M. E. McCullough: »Counting blessings versus burdens: an experimental investigation of gratitude and subjective well-being in daily life«, J Pers Soc Psychol, 2003, 84, (2), S. 377–389

139 Shiota M. N., S. L. Neufeld, W. H. Yeung, et al.: »Feeling good: autonomic nervous system responding in five positive emotions«, Emotion, 2011, 11, (6), S. 1368–1378
140 Kreibig S. D.: »Autonomic nervous system activity in emotion: a review«, Biol Psychol, 2010, 84, (3), S. 394–421
141 Muhtadie L., K. Koslov, M. Akinola, et al.: »Vagal flexibility: A physiological predictor of social sensitivity«, J Pers Soc Psychol, 2015, 109, (1), S. 106–120
141a Flood A.: »Why overcoming your cynicism could be key to a healthier, happier life«, New Scientist, August 2024
142 Krasteva G., B. J. Canning, P. Hartmann, et al.: »Cholinergic chemosensory cells in the trachea regulate breathing«, Proceedings of the National Academy of Sciences of the United States of America, 2011, 108, (23), S. 9478–9483
143 Kimmerer R. W., and K. A. Artelle: »Time to support Indigenous science«, Science, 2024, 383, (6680), S. 243
144 Wall Kimmerer Robin: *Gathering Moss: A Natural and Cultural History of Mosses (OREGON ST UNIV PR. 2003)*
145 Wall Kimmerer, Robin: *Geflochtenes Süßgras: Die Weisheit der Pflanzen* (Aufbau. 2021)
146 Skuban, Ralph: *Die Buteyko-Methode: Wie wir unsere Atmung verbessern für mehr Gesundheit und Leistungsfähigkeit im Alltag, Beruf, Yoga und Sport* (Crotona Verlag. 2020)
147 Prem, V., R. C. Sahoo, and P. Adhikari: »Comparison of the effects of Buteyko and pranayama breathing techniques on quality of life in patients with asthma – a randomized controlled trial«, Clin Rehabil, 2013, 27, (2), S. 133–141
148 Bohr Chr., K. Hasselbalch, and August Krogh: »Concerning a Biologically Important Relationship – The Influence of the Carbon Dioxide Content of Blood on its Oxygen Binding«, Skand. Arch. Physiol., 1904, 16, S. 401–412
149 Catlin, George: *Letters and Notes on the Manners, Customs and Conditions of the North American Indians (1841)*
150 Calil, C. M., G. M. Oliveira, K. Cogo, et al.: »Effects of stress hormones on the production of volatile sulfur compounds by periodontopathogenic bacteria«, Braz Oral Res, 2014, 28
151 Tornberg, D. C., H. Marteus, U. Schedin, et al.: »Nasal and oral contribution to inhaled and exhaled nitric oxide: a study in tracheotomized patients«, Eur Respir J, 2002, 19, (5), S. 859–864
152 Ferreira Nader, C. M. F., F. D. Capanema, L. P. Franco, et al.: »Pulmonary arterial pressure and nasal obstruction in mouth-breathing children: Similarities between adenotonsillar hypertrophy and allergic rhinitis«, Int Forum Allergy Rhinol, 2021, 11, (2), S. 128–135
153 Nestor, James: *Breath – Atem: Neues Wissen über die vergessene Kunst des Atmens. (Piper. 2021)*
154 Kozhevnikov, M., J. Elliott, J. Shephard, et al.: »Neurocognitive and somatic components of temperature increases during g-tummo meditation: legend and reality«, PLoS One, 2013, 8, (3), S. e58244

155 David-Néel, Alexandra: *Heilige und Hexer, Glaube und Aberglaube im Lande des Lamaismus* (W.A. Brockhaus. 1931)
156 Kox, M., M. Stoffels, S. P. Smeekens, et al.: »The influence of concentration/meditation on autonomic nervous system activity and the innate immune response: a case study«, Psychosom Med, 2012, 74, (5), S. 489–494
157 Bongers, Ccwg, T. M. H. Eijsvogels, D. H. J. Thijssen, et al.: »Thermoregulatory, metabolic, and cardiovascular responses during 88 min of full-body ice immersion – A case study«, Physiol Rep, 2019, 7, (24), S. e14304
158 Ketelhut, S., D. Querciagrossa, X. Bisang, et al.: »The effectiveness of the Wim Hof method on cardiac autonomic function, blood pressure, arterial compliance, and different psychological parameters«, Sci Rep, 2023, 13, (1), S. 17517
159 Hildebrandt, Gunther, Maximilian Moser, and Michael Lehofer: *Chronobiologie und Chronomedizin.* (Gesundheitsleitsystem 2013)
160 Eckberg, D. L.: »The human respiratory gate«, J Physiol, 2003, 548, (Pt 2), S. 339–352
161 Strauss-Blasche, G., M. Moser, M. Voica, et al.: »Relative timing of inspiration and expiration affects respiratory sinus arrhythmia«, Clin Exp Pharmacol Physiol, 2000, 27, (8), S. 601–606
162 Nestor, James: *Breath – Atem: Neues Wissen über die vergessene Kunst des Atmens* (Piper Verlag. 2021)
163 Goldman, Jonathan, and Andi Goldman: *Heilsames Summen – Klangmassage für Körper und Seele* (Mankau Verlag. 2018)
164 Hahad, O., M. T. Bayo Jimenez, M. Kuntic, et al.: »Cerebral consequences of environmental noise exposure«, Environ Int, 2022, 165, S. 107306
165 Hegewald, J., M. Schubert, A. Freiberg, et al.: »Traffic Noise and Mental Health: A Systematic Review and Meta-Analysis«, Int J Environ Res Public Health, 2020, 17, (17)
166 Munzel, T., and M. Sorensen: »Noise Pollution and Arterial Hypertension«, Eur Cardiol, 2017, 12, (1), S. 26–29
167 Munzel, T., J. Herzog, F. P. Schmidt, et al.: »Environmental stressors and cardiovascular disease: the evidence is growing«, Eur Heart J, 2017, 38, (29), S. 2297–2299
168 Cantuaria, M. L., F. B. Waldorff, L. Wermuth, et al.: »Residential exposure to transportation noise in Denmark and incidence of dementia: national cohort study«, BMJ, 2021, 374, S. n1954
169 Donelli, D., D. Lazzeroni, M. Rizzato, et al.: »Silence and its effects on the autonomic nervous system: A systematic review«, Prog Brain Res, 2023, 280, S. 103–144
170 Wilson, T. D., D. A. Reinhard, E. C. Westgate, et al.: »Social psychology. Just think: the challenges of the disengaged mind«, Science, 2014, 345, (6192), S. 75–77
171 Pfeifer, Eric, Nikolas Geyer, Frank Storch, et al.: »Just Think—Students Feel Significantly More Relaxed, Less Aroused, and in a Better Mood after a Period of Silence Alone in a Room«, Psych, 2019, 1, (1), S. 343–352

172 Feinstein, J. S., S. S. Khalsa, H. W. Yeh, et al.: »Examining the short-term anxiolytic and antidepressant effect of Floatation-REST«, PLoS One, 2018, 13, (2), S. e0190292
173 Choquette, E. M., M. C. Flux, S. E. Moseman, et al.: »The impact of floatation therapy on body image and anxiety in anorexia nervosa: a randomised clinical efficacy trial«, EClinicalMedicine, 2023, 64, S. 102173
174 Flux, M. C., T. H. Fine, T. Poplin, et al.: »Exploring the acute cardiovascular effects of Floatation-REST«, Front Neurosci, 2022, 16, S. 995594
175 Pfeifer, Eric, Henrike Fiedler, and Marc Wittmann: »Increased relaxation and present orientation after a period of silence in a natural surrounding«, Nordic Journal of Music Therapy, 2020, 29, (1), S. 75–92
176 White, Mathew P., Lewis R. Elliott, James Grellier, et al.: »Associations between green/blue spaces and mental health across 18 countries«, Scientific Reports, 2021, 11, (1), S. 8903
177 Tester-Jones, Michelle, Mathew P. White, Lewis R. Elliott, et al.: »Results from an 18 country cross-sectional study examining experiences of nature for people with common mental health disorders«, Scientific Reports, 2020, 10, (1), S. 19408
178 White, M. P., B. W. Wheeler, S. Herbert, et al.: »Coastal proximity and physical activity: Is the coast an under-appreciated public health resource?«, Prev Med, 2014, 69, S. 135–140
179 Takayama, N., K. Korpela, J. Lee, et al.: »Emotional, restorative and vitalizing effects of forest and urban environments at four sites in Japan«, Int J Environ Res Public Health, 2014, 11, (7), S. 7207–7230
180 Thompson, C. W., A. Elizalde, S. Cummins, et al.: »Enhancing Health Through Access to Nature: How Effective are Interventions in Woodlands in Deprived Urban Communities? A Quasi-experimental Study in Scotland, UK«, Sustainability, 2019, 11, (12), S. 3317
181 Song, C., H. Ikei, T. Kagawa, et al.: »Effects of Walking in a Forest on Young Women«, Int J Environ Res Public Health, 2019, 16, (2)
182 Furuyashiki, A., K. Tabuchi, K. Norikoshi, et al.: »A comparative study of the physiological and psychological effects of forest bathing (Shinrin-yoku) on working age people with and without depressive tendencies«, Environ Health Prev Med, 2019, 24, (1), S. 46
183 Farrow, M. R., and K. Washburn: »A Review of Field Experiments on the Effect of Forest Bathing on Anxiety and Heart Rate Variability«, Glob Adv Health Med, 2019, 8, S. 2164956119848654
184 Song, C., H. Ikei, B. J. Park, et al.: »Psychological Benefits of Walking through Forest Areas«, Int J Environ Res Public Health, 2018, 15, (12)
185 Hansen M. M.: »Rx: Walk in the Forest: Shinrin-Yoku's Holistic Healing Effects«, J Altern Complement Med, 2018, 24, (8), S. 745–747
186 Oh B., K. J. Lee, C. Zaslawski, et al.: »Health and well-being benefits of spending time in forests: systematic review«, Environ Health Prev Med, 2017, 22, (1), S. 71

187 Hansen M. M., R. Jones, and K. Tocchini: »Shinrin-Yoku (Forest Bathing) and Nature Therapy: A State-of-the-Art Review«, Int J Environ Res Public Health, 2017, 14, (8), S. 48
188 Tsunetsugu Y., B. J. Park, and Y. Miyazaki: »Trends in research related to »Shinrin-yoku« (taking in the forest atmosphere or forest bathing) in Japan«, Environ Health Prev Med, 2010, 15, (1), S. 27–37
189 Park B. J., Y. Tsunetsugu, T. Kasetani, et al.: »The physiological effects of Shinrin-yoku (taking in the forest atmosphere or forest bathing): evidence from field experiments in 24 forests across Japan«, Environ Health Prev Med, 2010, 15, (1), S. 18–26
190 Frumkin H., G. N. Bratman, S. J. Breslow, et al.: »Nature Contact and Human Health: A Research Agenda«, Environ Health Perspect, 2017, 125, (7), S. 075001
191 Fischer-Rizzi Susanne: *Das Geheimnis deines Ortes: Anleitung zum heimisch werden* (Franckh Kosmos Verlag. 2020)
192 White M. P., I. Alcock, J. Grellier, et al.: »Spending at least 120 minutes a week in nature is associated with good health and wellbeing«, Sci Rep, 2019, 9, (1), S. 7730
193 Li Hansen, Matthew H. E. M. Browning, Alessandro Rigolon, et al.: »Beyond ›bluespace‹ and ›greenspace‹«: A narrative review of possible health benefits from exposure to other natural landscapes«, Science of The Total Environment, 2023, 856, S. 159292
194 Hac-Wydro K., and P. Wydro: »The influence of fatty acids on model cholesterol/phospholipid membranes«, Chem Phys Lipids, 2007, 150, (1), S. 66–81
195 Estruch R., E. Ros, J. Salas-Salvado, et al.: »Primary prevention of cardiovascular disease with a Mediterranean diet«, N Engl J Med, 2013, 368, (14), S. 1279–1290
196 Menendez J. A., and R. Lupu: »Mediterranean dietary traditions for the molecular treatment of human cancer: anti-oncogenic actions of the main olive oil's monounsaturated fatty acid oleic acid (18:1n-9)«, Curr Pharm Biotechnol, 2006, 7, (6), S. 495–502
197 Lentza-Rizos C., and E. J. Avramides: »Pesticide residues in olive oil«, Rev Environ Contam Toxicol, 1995, 141, S. 111–134
198 Durán A. M., W. L. Beeson, A. Firek, et al.: »Dietary Omega-3 Polyunsaturated Fatty-Acid Supplementation Upregulates Protective Cellular Pathways in Patients with Type 2 Diabetes Exhibiting Improvement in Painful Diabetic Neuropathy«, Nutrients, 2022, 14, (4)
199 Del Río C., and A. Segura-Carretero: »Neuroprotection with Bioactive Compounds«, Nutrients, 2023, 15, (21)
200 Khalatbary A. R.: »Olive oil phenols and neuroprotection«, Nutr Neurosci, 2013, 16, (6), S. 243–249
201 Boyd J. T., P. M. LoCoco, A. R. Furr, et al.: »Elevated dietary ω-6 polyunsaturated fatty acids induce reversible peripheral nerve dysfunction that exacerbates comorbid pain conditions«, Nat Metab, 2021, 3, (6), S. 762–773

202 Geovanini G. R., E. R. Vasques, R. de Oliveira Alvim, et al.: »Age and Sex Differences in Heart Rate Variability and Vagal Specific Patterns – Baependi Heart Study«, Glob Heart, 2020, 15, (1), S. 71
203 Galán-Arriero Iriana, Diego Serrano-Muñoz, Julio Gómez-Soriano, et al.: »The role of Omega-3 and Omega-9 fatty acids for the treatment of neuropathic pain after neurotrauma«, Biochimica et Biophysica Acta (BBA) – Biomembranes, 2017, 1859, (9, Part B), S. 1629–1635
204 Coppey L., E. Davidson, H. Shevalye, et al.: »Effect of dietary oils on peripheral neuropathy-related endpoints in dietary obese rats«, Diabetes Metab Syndr Obes, 2018, 11, S. 117–127
205 Chen Ge, Zhengmin Qian, Junguo Zhang, et al.: »Regular use of fish oil supplements and course of cardiovascular diseases: prospective cohort study«, BMJ Medicine, 2024, 3, (1), S. e000451
206 La Rovere M. T., and J. H. Christensen: »The autonomic nervous system and cardiovascular disease: role of n-3 PUFAs«, Vascul Pharmacol, 2015, 71, S. 1–10
207 Güldner Dino, Fridolin Krausmann, and Verena Winiwarter: »From farm to gun and no way back: Habsburg gunpowder production in the eighteenth century and its impact on agriculture and soil fertility«, Regional Environmental Change, 2016, 16, (1), S. 151–162
208 https://www.poison.org/articles/pesticide-and-nerve-agent-commonality.
209 Ross Sarah Mackenzie, I. C. McManus, Virginia Harrison, et al.: »Neurobehavioral problems following low-level exposure to organophosphate pesticides: a systematic and meta-analytic review«, Critical Reviews in Toxicology, 2013, 43, (1), S. 21–44
210 »Organic farming enters the mainstream«, Nature, 2004, 428, (6985), S. 783
211 Barański M., D. Srednicka-Tober, N. Volakakis, et al.: »Higher antioxidant and lower cadmium concentrations and lower incidence of pesticide residues in organically grown crops: a systematic literature review and meta-analyses«, Br J Nutr, 2014, 112, (5), S. 794–811
212 Trcek J., A. Mahnic, and M. Rupnik: »Diversity of the microbiota involved in wine and organic apple cider submerged vinegar production as revealed by DHPLC analysis and next-generation sequencing«, Int J Food Microbiol, 2016, 223, S. 57–62
213 Abdelfattah A., M. Wisniewski, S. Droby, et al.: »Spatial and compositional variation in the fungal communities of organic and conventionally grown apple fruit at the consumer point-of-purchase«, Hortic Res, 2016, 3, S. 16047
214 Milling Annett, Rolf Dieter Kehr, Alfred Wulf, et al.: »Survival of bacteria on wood and plastic particles: Dependence on wood species and environmental conditions«, Holzforschung, 59, (1), S. 72–81
215 Lortal S., G. Licitra, and F. Valence: »Wooden Tools: Reservoirs of Microbial Biodiversity in Traditional Cheesemaking«, Microbiol Spectr, 2014, 2, (1), S. CM-0008–2012

216 Maxim A., S. Strajeru, C. Albu, et al.: »Conservation of vegetable genetic diversity in Transylvania-Romania«, Sci Rep, 2020, 10, (1), S. 18416
217 Calvo M. S., U. S. Babu, L. H. Garthoff, et al.: »Vitamin D2 from light-exposed edible mushrooms is safe, bioavailable and effectively supports bone growth in rats«, Osteoporos Int, 2013, 24, (1), S. 197–207
218 Cashman K. D., M. Kiely, K. M. Seamans, et al.: »Effect of Ultraviolet Light-Exposed Mushrooms on Vitamin D Status: Liquid Chromatography-Tandem Mass Spectrometry Reanalysis of Biobanked Sera from a Randomized Controlled Trial and a Systematic Review plus Meta-Analysis«, J Nutr, 2016, 146, (3), S. 565–575
219 Ali A., S. A. Shah, N. Zaman, et al.: »Vitamin D exerts neuroprotection via SIRT1 / nrf-2 / NF-kB signaling pathways against D-galactose-induced memory impairment in adult mice«, Neurochem Int, 2021, 142, S. 104893
220 Kearns C. E., S. A. Glantz, and L. A. Schmidt: »Sugar industry influence on the scientific agenda of the National Institute of Dental Research's 1971 National Caries Program: a historical analysis of internal documents«, PLoS Med, 2015, 12, (3), S. e1001798
221 Kearns C. E., L. A. Schmidt, and S. A. Glantz: »Sugar Industry and Coronary Heart Disease Research: A Historical Analysis of Internal Industry Documents«, JAMA Intern Med, 2016, 176, (11), S. 1680–1685
222 Krzeczkowski John E., Meaghan Hall, Dave Saint-Amour, et al.: »Prenatal fluoride exposure, offspring visual acuity and autonomic nervous system function in 6-month-old infants«, Environment International, 2024, 183, S. 108336
222a Taher M. K., Momoli F., Go F., et al.: »Systematic review of epidemiological and toxicological evidence on health effects of fluoride in drinking water«, Critical Reviews in Toxicology, 2024, 54, (1), S. 2–34
223 Bouvard V., D. Loomis, K. Z. Guyton, et al.: »Carcinogenicity of consumption of red and processed meat«, Lancet Oncol, 2015, 16, (16), S. 1599–1600
224 Yan Dongqing, Kaishan Liu, Fajun Li, et al.: »Global burden of ischemic heart disease associated with high red and processed meat consumption: an analysis of 204 countries and territories between 1990 and 2019«, BMC Public Health, 2023, 23, (1), S. 2267
225 George K., I. J. S, N. S. Thomas, et al.: »Gender-Based Vegetarian and Nonvegetarian Dietary Impact on Cardiac Autonomic Function of Heart Rate Variability«, J Am Coll Nutr, 2021, 40, (3), S. 237–241
226 Sucharita S., T. Thomas, S. Sowmya, et al.: »Subclinical Vitamin B12 Deficiency and Heart Rate Variability Across Life Cycle«, Curr Aging Sci, 2016, 9, (3), S. 217–223
227 Springmann M., K. Wiebe, D. Mason-D›Croz, et al.: »Health and nutritional aspects of sustainable diet strategies and their association with environmental impacts: a global modelling analysis with country-level detail«, Lancet Planet Health, 2018, 2, (10), S. e451-e461
228 Dinu M., R. Abbate, G. F. Gensini, et al.: »Vegetarian, vegan diets and multiple health outcomes: A systematic review with meta-analysis of observational studies«, Crit Rev Food Sci Nutr, 2017, 57, (17), S. 3640–3649

229 Kim H., L. E. Caulfield, and C. M. Rebholz: »Healthy Plant-Based Diets Are Associated with Lower Risk of All-Cause Mortality in US Adults«, J Nutr, 2018, 148, (4), S. 624–631
230 Morkl S., A. Oberascher, J. M. Tatschl, et al.: »Cardiac vagal activity is associated with gut-microbiome patterns in women-An exploratory pilot study«, Dialogues Clin Neurosci, 2022, 24, (1), S. 1–9
231 Maria C. Pitharouli, M. Sc., Saskia P. Hagenaars, Ph.D., Kylie P. Glanville, Ph.D. et al.: »Elevated C-Reactive Protein in Patients With Depression, Independent of Genetic, Health, and Psychosocial Factors: Results From the UK Biobank«, American Journal of Psychiatry, 2021, 178, (6), S. 522–529
232 Foster J. A.: »Modulating brain function with microbiota«, Science, 2022, 376, (6596), S. 936–937
233 Cryan J. F., K. J. O›Riordan, C. S. M. Cowan, et al.: »The Microbiota-Gut-Brain Axis«, Physiol Rev, 2019, 99, (4), S. 1877–2013
234 Bastiaanssen T. F. S., C. S. M. Cowan, M. J. Claesson, et al.: »Making Sense of … the Microbiome in Psychiatry«, Int J Neuropsychopharmacol, 2019, 22, (1), S. 37–52
235 Sarkar A., S. Harty, K. V. Johnson, et al.: »The role of the microbiome in the neurobiology of social behaviour«, Biol Rev Camb Philos Soc, 2020, 95, (5), S. 1131–1166
236 D. Pan; Tiffany, Kanaan, Sami B., Lee; Nanette R., et al.: »Predictors of maternal-origin microchimerism in young women in the Philippines«, Am J Phys Anthropol., 2021, 174, S. 213–223
237 Müller A. C., M. A. Jakobsen, T. Barington, et al.: »Microchimerism of male origin in a cohort of Danish girls«, Chimerism, 2015, 6, (4), S. 65–71
238 Bianchi D. W., G. K. Zickwolf, G. J. Weil, et al.: »Male fetal progenitor cells persist in maternal blood for as long as 27 years postpartum«, Proceedings of the National Academy of Sciences of the United States of America, 1996, 93, (2), S. 705–708
239 Margulis Lynn, and Dorion Sagan: *Leben – vom Ursprung zur Vielfalt* (Spektrum akademischer Verlag. 1999)
240 McFall-Ngai Margaret, Michael G. Hadfield, Thomas C. G. Bosch, et al.: »Animals in a bacterial world, a new imperative for the life sciences«, Proceedings of the National Academy of Sciences, 2013, 110, (9), S. 3229–3236
241 She Jun-Jun, Wei-Xin Liu, Xiao-Ming Ding, et al.: »Defining the biogeographical map and potential bacterial translocation of microbiome in human ›surface organs‹«, Nature Communications, 2024, 15, (1), S. 427
242 Wang Dong, Li-jun Wang, Feng-xue Zhu, et al.: »In vitro and in vivo studies on the antioxidant activities of the aqueous extracts of Douchi (a traditional Chinese salt-fermented soybean food)«, Food Chemistry, 2008, 107, (4), S. 1421–1428
243 Oleskin AV, GI El'-Registan, and BA Shenderov: »Role of neuromediators in the functioning of the human microbiota: ›Business talks‹ among microorganisms and the microbiota-host dialogue«, Microbiology, 2016, 85, S. 1–22

244 Bercik Premysl, AJ Park, D Sinclair, et al.: »The anxiolytic effect of Bifidobacterium longum NCC3001 involves vagal pathways for gut–brain communication«, Neurogastroenterology & Motility, 2011, 23, (12), S. 1132–1139
245 Bohórquez Diego V., Rafiq A. Shahid, Alan Erdmann, et al.: »Neuroepithelial circuit formed by innervation of sensory enteroendocrine cells«, The Journal of Clinical Investigation, 2015, 125, (2), S. 782–786
246 Kaelberer Melanie Maya, Laura E Rupprecht, Winston W Liu, et al.: »Neuropod cells: the emerging biology of gut-brain sensory transduction«, Annual review of neuroscience, 2020, 43, S. 337–353
247 Mörkl Sabrina, Mary I. Butler, and Jolana Wagner-Skacel: »Gut-brain-crosstalk- the vagus nerve and the microbiota-gut-brain axis in depression. A narrative review«, Journal of Affective Disorders Reports, 2023, 13, S. 100607
248 Guo C., X. Che, T. Briese, et al.: »Deficient butyrate-producing capacity in the gut microbiome is associated with bacterial network disturbances and fatigue symptoms in ME/CFS«, Cell Host Microbe, 2023, 31, (2), S. 288–304 e288
249 Zhang Xi, Ben Liu, Henry S. Lynn, et al.: »Poor oral health and risks of total and site-specific cancers in China: A prospective cohort study of 0.5 million adults«, eClinicalMedicine, 2022, 45
250 Torwane N. A., S. Hongal, P. Goel, et al.: »Role of Ayurveda in management of oral health«, Pharmacogn Rev, 2014, 8, (15), S. 16–21
251 Lin Chun-Ru, Sung Huang Laurent Tsai, Che Wang, et al.: »Willow Bark (Salix spp.) Used for Pain Relief in Arthritis: A Meta-Analysis of Randomized Controlled Trials«, Life, 2023, 13, (10), S. 2058
252 Shara M., and S. J. Stohs: »Efficacy and Safety of White Willow Bark (Salix alba) Extracts«, Phytother Res, 2015, 29, (8), S. 1112–1116
253 www.umweltberatung.at/biokistl-anbieterinnen-aus-oesterreich.
254 www.oekokiste.de.
255 Lieferservice Schweizer: »Bio Lieferservice«, 2024
256 biokistl.it
257 https://www.youtube.com/watch?v=vBe7RMnSBoo.
258 Alison Flood: »Why overcoming your cynicism could be key to a healthier, happier life«, New Scientist, 2024, https://www.newscientist.com/article/mg26335040-200-why-overcoming-your-cynicism-could-be-key-to-a-healthier-happier-life/
259 Mohamed Kadry Taher, Franco Momoli, Jennifer Go et al.: »Systematic review of epidemiological and toxicological evidence on health effects of fluoride in drinking water«, Critical Reviews in Toxicology, 2024, https://doi.org/10.1080/10408444.2023.2295338

Über den Autor

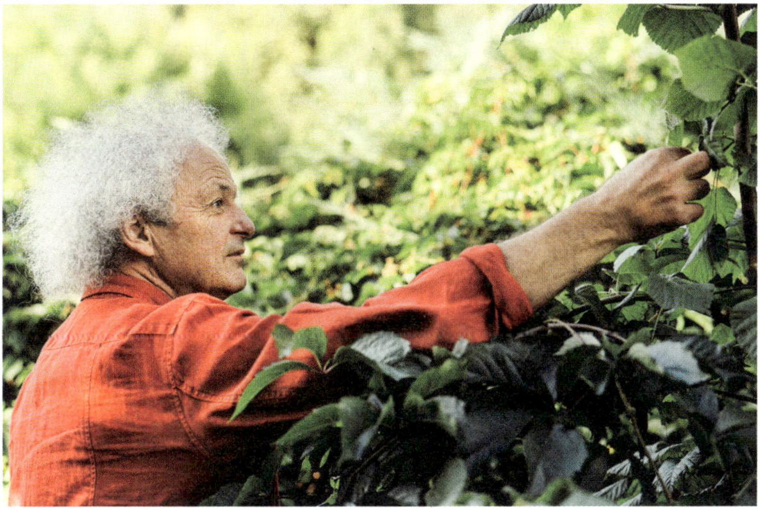

Maximilian Moser wurde 1956 in Klagenfurt geboren. Er ist Physiologe und Chronobiologe, war bis 2021 Professor an der Medizinischen Universität Graz und leitet derzeit das Human Research Institut für Gesundheitstechnologie und Präventionsforschung in Weiz, Österreich.

Nach Forschungsaufenthalten in den USA (University of Virginia) und Russland (Institute for Biomedical Problems, Moskau) widmete er sich der Erforschung der Wirkung des Vagusnervs und des vegetativen Nervensystems. Da ihm die verfügbaren Messgeräte nicht genau genug waren, gründete er das Institut für Nichtinvasive Diagnostik im Joanneum Research und begründete damit den medizinischen Zweig der Einrichtung. In zahlreichen Anwendungsstudien untersuchte er dann mit diesen genaueren Messgeräten die Bedeutung des vegetativen Nervensystems für Gesundheit und Wohlbefinden.

Sein derzeitiges Anliegen gilt, neben der vegetativen Forschung, insbesondere Kindern und Jugendlichen, die er im Projekt »Friendship with Nature« wieder in eine Freundschaft mit der Natur und aus der Sinnkrise herausführen möchte, in die sie insbesondere in den letzten drei Jahren gedrängt wurden.

Human Research Institut: *www.humanresearch.at*

Friendship with Nature: *www.friendshipwithnature.com*